儿童过敏诊治手册

主编 吴 捷 魏庆宇 单丽沈

科学出版社

北 京

内 容 简 介

本书全面介绍了各种原因引起的儿童过敏反应，以及与其相关各系统疾病的最新进展，重点阐述了过敏反应引起的消化系统、呼吸系统、皮肤等疾病的诊断与治疗，对大众所关心的益生菌在过敏疾病治疗中的作用做了简单介绍。另外还介绍了人们较关注的低敏配方粉的特征、如何选择，以及过敏儿童的营养管理和预防。

本书具有普及性和实用性，可作为儿童消化科、变态反应科、呼吸科、皮肤科、耳鼻咽喉科、急诊科及社区医疗机构医师和护士的临床参考书，也可成为过敏宝妈的良师益友，为家长们提供一些关于过敏性疾病的临床常识。

图书在版编目（CIP）数据

儿童过敏诊治手册 / 吴捷，魏庆宇，单丽沈主编. —北京：科学出版社，2021.4
　ISBN 978-7-03-068480-6

Ⅰ. ①儿⋯　Ⅱ. ①吴⋯　②魏⋯　③单⋯　Ⅲ. ①小儿疾病－变态反应病－防治－手册　Ⅳ. ①R725.9-62

中国版本图书馆CIP数据核字（2021）第053770号

责任编辑：郝文娜 / 责任校对：张　娟
责任印制：赵　博 / 封面设计：吴朝洪

科　学　出　版　社 出版
北京东黄城根北街 16 号
邮政编码：100717
http://www.sciencep.com
天津市新科印刷有限公司印刷
科学出版社发行　各地新华书店经销
*
2021 年 4 月第　一　版　开本：880×1230　1/32
2025 年 4 月第四次印刷　印张：8 1/2
字数：175 000

定价：59.00 元
（如有印装质量问题，我社负责调换）

编委名单

主　编　吴　捷　魏庆宇　单丽沈

副主编　毛志芹　王丽波　张　俐　郭　静

编　者　（以姓氏笔画为序）

王　一　吉林大学第一医院

王　洋　中国医科大学附属盛京医院

王　颖　中国医科大学附属盛京医院

王丽波　吉林大学第一医院

王秀丽　中国医科大学附属盛京医院

王晶华　吉林大学第一医院

王瑰娜　中国医科大学附属盛京医院

毛志芹　中国医科大学附属盛京医院

叶晓琳　中国医科大学附属盛京医院

吕欣桐　吉林大学第一医院

朱晓明　北部战区总医院

刘立民　中国医科大学附属盛京医院

刘鹏月　中国医科大学附属盛京医院

江盛学　北部战区总医院

许玲芬　中国医科大学附属盛京医院

李　婧　中国医科大学附属盛京医院

李　淼　中国医科大学附属盛京医院

李全生　北部战区总医院

李佳蔚　中国医科大学附属盛京医院

李欣泽　北部战区总医院

杨思睿　吉林大学第一医院

吴　捷　首都医科大学附属北京儿童医院

邱　里　中国医科大学附属第一医院

张　俐　吉林大学第一医院

张晓梅　内蒙古自治区人民医院

单丽沈　中国医科大学附属盛京医院

赵岱新　中国医科大学附属盛京医院

徐宏慧　中国医科大学附属第一医院

郭　静　中国医科大学附属盛京医院

韩秀萍　中国医科大学附属盛京医院

韩晓华　中国医科大学附属盛京医院

慕珍珍　中国医科大学附属盛京医院

翟金龙　中国医科大学附属第一医院

滕　旭　中国医科大学附属盛京医院

魏庆宇　中国医科大学附属盛京医院

秘　书　郭　静

儿童过敏性疾病发病率逐年增高，可以造成多系统，如消化、皮肤和呼吸系统等改变，严重时可影响儿童的生长发育，给其家庭带来极大困扰。过敏性疾病的诊治急需规范化和科学管理，是多学科临床医师均需要全面了解学习并给予患儿及其家长正确指导所必须掌握的一项技能。为此，我们组织了北方地区多家医院，来自多个相关专业（包括消化、呼吸、变态反应、皮肤、五官和营养等）的专家，将国内外有关过敏的最新进展与自己丰富的临床经验相结合，共同编写了这本《儿童过敏诊治手册》，以供广大儿科医师和过敏儿童家长参考学习。

本书全面概括了过敏的基础理论知识，单独介绍了大家所关心的益生菌在过敏相关疾病的发病及治疗中的作用，重点讲述了过敏所导致的各大系统如消化系统、呼吸系统、皮肤等相关疾病的诊断及治疗，详细介绍了社会各界比较关注的各种低敏配方粉的特征、如何选择，以及过敏儿童的营养管理和预防。书后有相关知识的最新指南，方便大家翻阅。

本书具有普及性和实用性，可作为儿童消化科、变态反应科、呼吸科、皮肤科、耳鼻咽喉科、急诊科及社区医疗机构医师和护士的临床参考书，也可成为过敏宝妈的良师益友，为家长们提供一些关于过敏性疾病的临床常识。

由于编者能力与水平有限，书中不妥之处，恳请读者指正。

吴　捷　教授

首都医科大学附属北京儿童医院

2020 年 12 月

目　录

第1章
概　述

第一节　流行病学

一、儿童过敏的发病率

人类对过敏的认识由来已久，现代社会由于工业经济的快速发展，生态环境的不断变化及人类生活内容的日益丰富，促使过敏性疾病日趋增多。"国际儿童哮喘与过敏研究的流行病学调查"于1991年开始，在世界范围内对多个国家数十万名儿童哮喘、过敏性鼻结膜炎、特应性皮炎的发病进行调查，发现近年上述过敏性疾病明显增多，症状越来越严重，在污染严重的国家尤为明显。据世界变态反应组织（WAO）调查显示，全球有2.5亿人患过敏性疾病，儿童尤以湿疹、过敏性鼻炎、支气管哮喘最常见。如支气管哮喘在0～14岁儿童中患病率为1.56%，儿童过敏性鼻炎的患病率高达7.5%。过敏性疾病已成为影响儿童健康的重大公共卫生问题。世界卫生组织（WHO）已将变应性疾病列为21世纪重点研究和防治疾病，这是十分重要和正确的。在过去的10年里，我国一些较发达地区儿童的过敏发病率也成倍增加，目前中国约30%的儿童患有过敏性疾病，以气喘、过敏性鼻炎和特应性皮炎最常见。2016年，中国疾病预防控制中心妇幼保健中心一项研究表明，我国 0 ~ 24 月龄婴幼儿曾发生或正在发生过敏性疾病症状的比例为 40.9%，而过敏性疾病的现患率为 12.3%。

二、遗传因素与过敏性疾病

遗传因素与子代个体的体质类型密切相关。临床诊疗中经常发现，变态反应性疾病患者常可询问出特应性家族史。据一组对大学生的调查发现，当一级亲属中无一个患变应性疾病时，其变应性疾病患病率为 15%，当其中一个一级亲属具有特应性时，则变应性疾病患病率为 33%，如两个及两个以上一级亲属具有特应性，则其变应性疾病患病率达 68%。Wuthrich 等发现有遗传溯因的孪生子中单卵孪生子变态反应的发生率高于双卵孪生子，单合子孪生者中有 56.7%IgE 增高，而双合子孪生者中仅有 20%IgE 增高。以上情况说明遗传素质确为影响变态反应发生的重要因素。现代免疫学研究认为，血清 T IgE 水平是特应性或过敏体质的基础，IgE 在体内的生物合成及血清 IgE 总量由 IgE 调节基因控制。Marsh 等分析 28 个家庭的血清 T IgE 水平后，将其分为高、低两类，高 IgE 水平是隐性 rr 基因，而低 IgE 水平为显性 RR 基因。他们研究豚草抗原 Ra3、Ra5 等的 IgE 反应后，提出特应性或过敏体质者存在免疫应答基因（Ir 基因），即 Ir-Ra3、Ir-Ra5，这些基因分别与人类白细胞抗原（HLA）-A2、A3、DW2 和 B8 呈遗传相关。

三、环境因素与过敏性疾病

环境和遗传两种因素被证明是影响儿童过敏性疾病

发病率增高的决定因素。现今的研究认为，遗传倾向使患者较易于罹患某种变应性疾病，即易感性增高，但患者发生变态反应性疾病与否还取决于环境因素对他的影响程度。有资料对学龄前儿童做综合调查和变应原皮肤试验进行分析比较，结果显示遗传的危险因子为3.0，而环境因素的危险因子为8.0，说明环境因素可能较遗传因素在发病率上起更重要的作用。

环境因素是一个内容十分丰富的概念，其中包括自然环境、生态环境、社会环境、某些特殊环境等。这些不同的环境因素又包括气候（气温、气压、温湿度、风力、晴、雨、季节等）、地理条件（方位、地势、植被、水源等）、空气清洁度、吸烟、社会经济发展与物质生活状况、文化教育水平、卫生条件和变应原种类与密度、特殊职业与特殊场所等。每个不同的环境因素自身或与其他因素相联系而对过敏性疾病的发生起着相关作用与影响。

当前变态反应学界普遍有一种看法，认为在某一国家或地区，当其工业经济发展到一定水平时，传染性疾病、营养不良等问题得到解决后，变态反应性疾病将成为一种重要的健康问题而展现出来。这一情况已经受到WHO的高度重视，我国卫生部门和医学界近年来亦进一步对变态反应性疾病给予了关注与支持，对今后开展变态反应性疾病的预防与研究是非常有利的。

四、分娩方式与过敏性疾病

婴儿出生的方式不同，可影响婴儿过敏性疾病的发病率。研究表明，剖宫产的婴儿过敏性疾病的发病率高于自然分娩的婴儿。研究证实，剖宫产婴儿患哮喘、湿疹等过敏性疾病的发生率亦高于自然分娩的婴儿，而且这些效应可持续至成年。虽然其免疫学机制尚缺乏更多的直接研究证据来解释，但目前的微生物学研究证明可能与肠道菌群的组成不同有关。剖宫产婴儿的粪便中双歧杆菌等益生菌的数量较少，而大肠埃希菌、拟杆菌等条件致病菌的数量较多。由于双歧杆菌等益生菌能有效刺激肠道黏膜免疫系统的发育和成熟，通过促进 Th1 细胞的功能而恢复 Th1/Th2 的平衡；剖宫产分娩的婴儿在没有足量微生物特别是益生菌的条件下，正常的 Th1 上调无法实现，于是形成了偏向 Th2 的免疫环境，肠道的免疫细胞会加速生成 IgE 和激发过敏及炎症。

五、饮食因素与过敏性疾病

（一）母乳喂养

母乳喂养与过敏性疾病的风险仍存在部分争议。Matson 等研究证明，来自过敏母亲的母乳有防止婴儿发展成过敏性气道疾病的作用，进而降低哮喘发生的可能性。宋靖荣等的研究结果表明，纯母乳喂养超过3 个月可降低婴幼儿过敏性疾病发生率。邵杰等的研究显示，婴儿完全母乳喂养 4～6 个月，母亲限制高过敏食物，可以减轻婴儿湿疹类过敏性疾病达 3～4 年。可能的机制包括：①母乳的蛋白质被婴儿的免疫系统识别为同种蛋白；②母乳中含有来自母亲饮食的外来食物蛋白质，这些外来食物蛋白质经过母亲的消化系统降解后，致敏性降低，但可温和地训练婴儿的免疫系统，为婴儿提供熟悉外来蛋白质的机会，从而降低过敏反应的发生；③母乳中含有分泌型 IgA，与食物抗原结合，附着在肠黏膜表面，可阻止大分子抗原透过肠黏膜。

（二）辅食添加

婴儿肠道屏障功能和免疫功能未完全发育成熟，过早接触大量食物蛋白质抗原是发生食物过敏的主要原因之一。较早的研究认为，过早添加辅食，由于肠道菌群尚未完全建立、消化道黏膜的通透性较大，外源性蛋白质易于进入体内，同时过早添加辅食不利于缺乏或缺少调节性 T 细胞的早期婴儿 Th2 向 Th1 转化，导致 Th2 优势，从而增加过敏反应的发生。近年来研究发现，延迟添加辅食也并未降低食物过敏的发生率。Filipiak 等对 4753 名婴儿自出生起随访至 4 岁，发现 4～6 个月后添加辅食对婴儿湿疹的发生没有影响。宋靖荣等采用分层分析方法，消除母乳喂养时间的干扰，结果表明固体食物的延迟添加没有降低过敏疾病的发生率，但 1 岁以后添加坚果的婴幼儿过敏性疾病的发生率较 1 岁以前添加的婴幼儿低。

六、感染与过敏性疾病

感染因素研究表明，婴幼儿期的病毒感染，尤其是呼吸道合胞病毒（RSV）和鼻病毒（RV）感染，与喘息发作、特应性皮炎及哮喘之间关系密切。据报道，80%～85% 儿童和 50% 成年人哮喘发作是由 RV 感染所致，而且这种效应可以持续 10 余年。近年来发现，人类偏肺病毒、博卡病毒、多瘤病毒等均可诱导儿童出现喘息症状或哮喘急性加重；细菌在气道的早期定植或感染也会增加儿童在其成长过程中发生哮喘或其他过敏性疾病的风险。

第二节 定义与分类

一、定义

变态反应是一种特殊的病理性免疫反应，它表现为当机体通过吸入、食入、注射或接触等各种途径，接受某种变应原后，可出现某一组织或器官，甚至全身性的强烈反应，引起各种功能障碍或组织损伤，其特点是这种对特殊变应原的特殊反应只出现在少数人身上，引起过敏的物质对于大多数人来说则是无害的。例如：鸡蛋对于绝大多数人来说是一种无害的食物，但是对于少数对鸡蛋过敏的患者则在进食极少量鸡蛋后，即可引起强烈的过敏反应，包括全身皮痒、水肿、剧烈腹痛、恶心、呕吐、腹泻甚至过敏休克，这就是变态反应，习称过敏反应。

二、分类

随着近代免疫学的发展，1963 年 Gell 及 Coombs 从免疫机制的不同角度，提出了一种新的变态反应分类，将变态反应病分为 4 型。Ⅰ型，速发型变态反应；Ⅱ型，细胞毒或溶细胞型变态反应；Ⅲ型，抗原抗体复合物或免疫复合物型变态反应；Ⅳ型，延缓型或迟发型变态反应。此种分类方法已逐步得到国际上广泛认可。这四种类型是临床上最为常见并已被国际所公认的有关变态反应的分类，但是在临床上对于某一种具体的变态反应疾病，各型之间很难做出绝对的划分。例如药物引起的变态反应就可以遍及四型，应当按具体病情做具体分析方能确定。也有一些变态反应疾病同时兼有多种分型的特征，一定要将之归于哪一类型也是相当困难的。临床常见的过敏反应主要是 I 型变态反应。

第三节 机制与进程

一、卫生假说和过敏性疾病

卫生假说在一定程度上解释了近年来过敏性疾病发病率上升的原因。该假说认为，在人群基因组未发生变化的情况下，过去几十年中过敏性疾病发病率显著增加，环境因素起重要作用。随着疫苗、抗生素的应用及卫生条件的改善，人群中微生物暴露水平及感染性疾病发病率下降，特异性 Th2 细胞、Th2 类细胞因子（IL-4、IL-5、IL-13）及 Th2 相关趋化因子的增加，导致免疫系统 Th1/Th2 平衡失调，促使特应性疾病的发生。近年来研究表明，幼儿时期发生感染机会与黏膜免疫耐受形成和抑制 I 型超敏反应的发生密切相关，调节性 T 淋巴细胞（Treg）在相关机制中扮演着重要角色。过敏性疾病中，Treg 所具有的免疫抑制功能减弱。

二、皮肤屏障和过敏性疾病

皮肤的表皮层是人类固有免疫的重要组成部分，位于角质层深方，含有一些效应细胞、抗微生物肽和病原识别受体。表皮层的完整有利于减少水分经皮肤的流失和保持皮肤正常的免疫功能，对抵御感染和外源性物质（微生物、抗原等）入侵具有重要的屏障保护作用。一些外源性抗原物质，如房屋尘螨产生的酶类和金黄色葡萄球菌等可以感染皮肤，并产生细胞因子，从而使表皮产生湿疹样病损。同样，各种类型花粉产生的肽酶和呼吸道病毒等可以破坏呼吸道上皮的紧密连接，从而增加上皮的通透性，促使抗原经上皮进入机体。皮肤表皮层受损，通透性增加，屏障功能减弱，外源性抗原物质经皮肤进入，通过表皮层朗格汉斯细胞等抗原提呈细胞的提呈，促发局部和全身的免疫反应，最终导致过敏性疾病的发生。诸多研究已经证实抗原可以经受损的皮肤表皮层进入使机体致敏，进而启动局部和全身的免疫反应，增加湿疹、过敏性鼻炎和哮喘的发病率。

三、Ⅰ型变态反应发生机制

Ⅰ型过敏反应发生机制可分为 3 个阶段。①致敏阶段：变应原进入机体后可选择诱导变应原特异性 B 细胞产生抗体应答，此类抗体与肥大细胞和嗜碱性粒细胞（即皮肤、呼吸道或消化道黏膜及血液中的某些细胞，其中肥大细胞分布于皮下小血管周围的结缔组织和黏膜下层，而嗜碱性粒细胞主要分布于外周血中）的表面结合，使机体处于对该变应原的致敏状态。②激发阶段：指相同的变应原再次进入机体时，通过与致敏的肥大细胞和嗜碱性粒细胞表面的抗体特异性结合，使这种细胞释放生物活性介质的阶段。在这个阶段中，释放的生物活性介质除了组胺以外，还可以是前列腺素 D_2、白三烯、血小板活化因子等，但它们的作用都相似，都可引起平滑肌收缩、毛细血管扩张和通透性增强、腺体分泌物增多。③效应阶段：指生物活性介质作用于效应组织和器官，引起局部或全身过敏反应的阶段。根据反应发生的快慢和持续时间的长短，可分为早期相反应和晚期相反应两种类型。早期相反应主要由组胺引起，通常在接触变应原数秒内发生，可持续数小时，晚期相反应由白三烯、血小板活化因子等引起，在变应原刺激后 6 ～ 12 小时发生反应，可持续数天。

四、儿童过敏进程

儿童时期主要的过敏性疾病包括支气管哮喘、过敏性鼻炎、过敏性结膜炎、特应性皮炎及食物过敏等。通常并不是所有病症同时出现。儿童在不同的年龄阶段可表现为不同的疾病。随年龄的增长，过敏症状可以缓解，也可能被其他症状代替；在不同时期、地点和环境下，过敏症状还可以相互转换。早在 20 世纪 90 年代，Bergman 等就提出了过敏历程的概念，即伴随着儿童年龄的增长，过敏性疾病的表现会发生阶段性变化，各系统持续出现不同过敏症状的现象，被称为过敏历程（allergic march）。例如，婴儿最早出现的是皮肤湿疹、过敏性皮炎和食物过敏，1 岁以后逐渐出现反复喘息和哮喘、过敏性结膜炎和过敏性鼻炎。通常情况下，多数食物过敏患儿于 2 岁时自行缓解，呼吸道症状大多在 5 岁前出现，而且 50% 以上的湿疹患儿会发展为哮喘和（或）过敏性结膜炎，婴幼儿期发生食物过敏可能增加儿童后期呼吸道变态反应性疾病的发病率，上述现象已得到很多临床研究的证实。

第四节　诊　断　方　法

标准化诊断原则要求，一个完整的过敏性疾病诊断应包括两个部分，即非特异性诊断（包括详尽的病史、临床表现、体征及相关的实验室检查等）和特异性诊断（包括体内试验和体外实验）。非特异性诊断即常规疾病诊断，一般根据典型的症状、详细的病史、充分的体格检查和必要的实验室检查即可做出初步诊断。变应原特异性诊断是明确过敏性疾病病因的必要手段，是过敏性疾病诊断过程中不可或缺的部分。临床医师不能仅仅根据典型症状和体征诊断过敏性疾病，也不能单纯根据体内和（或）体外实验阳性结果就轻易做出过敏的诊断，这一点对于婴幼儿食物过敏的诊断尤其重要，只有当病史、体内特异性诊断和体外特异性诊断试验结果相一致时，才能明确过敏性疾病的最终诊断。

一、过敏性疾病的非特异性诊断

包括症状、病史、体检诊断、实验室检查、放射性诊断、药物诊断。

二、过敏性疾病特异性诊断

过敏性疾病的特异性诊断，是指在做出非特异性过敏反应的诊断之后，进一步查明该疾病患者的过敏因素，即查明患者究竟对哪种变应原过敏。过敏性疾病的特异性诊断包括体内特异性诊断方法和体外特异性诊断方法，对指导患者的治疗和预防均具有重要的意义。本章仅对变应原特异性诊断做一简要介绍，具体内容可以参看本书相关章节。

（一）过敏性疾病的体内特异性诊断

目前临床常规体内特异性诊断方法首推皮肤试验，包括皮肤点刺试验、皮内试验、皮肤斑贴试验等，此外，还有各种皮肤以外的试验方法，包括鼻黏膜、眼结膜及口腔黏膜试验等。体内特异性诊断的基本原理：当外源性抗原与过敏患者皮肤内致敏的肥大细胞或淋巴细胞作用，前者释放组胺或其他胺类物质，而后者释放淋巴因子，这些物质可导致皮肤发生反应，使皮肤血管充血、水肿、渗出，形成红斑、丘疹或风团等，此即特异性皮肤试验阳性，过敏反应临床诊断常用的有斑贴试验、皮内试验及激发试验。

1. 点刺试验（prick test） 也称穿刺或挑刺试验（puncture test），此法实际上是划痕试验的一种改良，是目前临床上最常用的皮肤试验方法之一。由于方法简单方便，受试者痛苦小、安全性较好，近年来有逐渐取代皮内试验的趋势。点刺试验目前临床所应用的点刺针主要有两大类：单针及多针。多针即一根针的针头由一小簇小针组成，可利用表面张力直接蘸取点刺液而无须将点刺液滴在皮肤上。既节约点刺液又方便操作。有的公司已设计"多头"多针点刺器，配合专用点刺液容器，一次蘸取点刺液，刺入可同时完成多种变应原点刺试验，非常受儿科医师的欢迎。需要注意的是结果判断标准依据所选用点刺针、变应原皮试液浓度、阳性对照液组胺浓度的不同而有所不同。

2. 皮内试验（intradermal test）和激发试验（provocation test） 皮内试验是目前国内临床上最常用的皮肤试验方法之一；激发试验是模拟自然发病条件、以少量变应原引起一次较轻的过敏反应发作，用以确定变应原的试验，临床上主要用于Ⅰ型和Ⅳ型变态反应的检测，是特异性诊断的金标准。但临床上由于这两项检测有诱发严重过敏反应的风险，并且儿童的耐受性和依从性差，因此较少用于儿童检测。

（二）过敏性疾病的体外特异性诊断

I 型过敏性疾病患者的血清中含有针对其致敏变应原的特异 IgE 抗体，即特异性 IgE 抗体（sIgE）。sIgE 检测是过敏性疾病特异性诊断中最重要的检测方法之一。目前临床上 sIgE 的检测方法很多，包括 ELISA、免疫印记杂交、放射免疫法等，都是利用各种标记分析法定性或定量检测血清特异性 IgE 抗体的，所不同的是，变应原包被在不同的固相载体上（纸片、醋酸或硝酸纤维素薄膜、聚苯乙烯等）。目前临床上最常用的 sIgE 检测方法根据固相载体的不同可分为三类，即纸片法、试管法和 CAP 法。变应原结合的量 CAP 法是纸片法的 3 倍，试管法的 150 倍。变应原结合的量越高，检测灵敏度越高。虽然 RAST 法检测 sIgE 的灵敏度、特异度及准确度均较高，但仍不能单纯根据 sIgE 检测阳性结果做出诊断（特别是食物变态反应）。即使应用国际变态反应学界公认的 sIgE 检测的金标准——Pharmacia CAP 系统（现称 Phadia CAP 系统）进行尘螨 sIgE 检测。临床上只有 40% 的患者能够确诊尘螨过敏。

总之，临床上应以详尽、准确的病史为核心，参考体内和体外实验结果，综合分析，才能获得对过敏性疾病的正确诊断。

第五节　治 疗 原 则

针对过敏性疾病,世界卫生组织提出了"四位一体"的综合防治策略，即正确诊断和避免接触变应原、适当的对症治疗、变应原特异性免疫治疗（又称脱敏治疗或减敏治疗）及良好的患者教育，并强调"四位一体，缺一不可"。

一、避免接触变应原

变应原诊断明确后，应指导患者采取必要的措施避免接触变应原，这也是所有过敏性疾病治疗的前提和基础，否则后续无论是药物治疗或是特异性免疫治疗都不会取得满意的疗效。而有些致过敏的东西如猫、犬皮毛或某些食物如牛奶、鸡蛋、海鲜、坚果等可以完全避免，这样与此有关的过敏性疾病就可以不再发病。

1. 避 即避免接触导致过敏的物质，如尘螨过敏可以采取不开空调、不养猫犬、家里不使用容易积灰尘的物品；花粉过敏者过敏季节避免去花草树木多的地方。在自然暴露于花粉的环境中，患者使用特制的口罩、眼镜、鼻腔过滤器、花粉阻隔剂及惰性纤维素粉等可减少致敏花粉吸入鼻腔或与结膜接触，缓解鼻、眼症状。国内多中心、随机、双盲、安慰剂对照临床研究表明，花粉阻隔剂（pollen blocker cream）对尘螨过敏的常年性变应性鼻炎患者（包括儿童和成人）的鼻部症状和生活质量有明显改善作用。

2. 忌 不接触或食入导致过敏的物质，如将化妆品、染发剂等化学品或坚果、水果等食物在日常生活中完全剔除，忌用、忌食也可以避免发作。

3. 替 若对某种物品过敏，可找其他物质代替，主要是针对那些对某些物质过敏但因为一些原因必须使用的情况，婴儿对奶粉过敏，可以通过检测变应原，选择深度水解蛋白配方奶粉或氨基酸配方粉。

　　4. 移　就是脱离导致过敏的环境，如远离新装修的家庭环境，北方的花粉症患儿可以在花粉季节到南方去，因为花粉过敏有明显的地域差别。

二、适当的药物治疗

　　药物治疗目前仍然是过敏性疾病最常用的治疗手段。不同过敏性疾病的药物治疗有其各自的特点，包括给药方式、途径、疗程、减量及停药、联合用药等，具体情况可以参看本书相关章节的内容。需要注意的是药物治疗只能暂时缓解过敏性疾病的症状，对于过敏性鼻炎、过敏性哮喘、特应性皮炎等疾病，停药后可能很快复发，因此要严格遵循相关指南和方案要求，按疗程规范用药，并注意长期使用药物的副作用和抗药性问题。如抗组胺药可以选择一代、二代或两种二代药物联合应用，疗效降低时应及时更换其他不同类型的抗组胺药。二代抗组胺药的心脏毒性应引起重视，临床表现为QT间期延长、尖端扭转型室性心动过速等严重心律失常，同时要注意合并用药的问题，主要是大环内酯类抗生素和抗真菌药物。而糖皮质激素具有显著的抗炎、抗过敏和抗水肿作用，其抗炎作用为非特异性，对各种炎性疾病均有效，几乎可以应用于所有过敏性疾病，但其副作用明显，临床使用应以鼻喷、气管吸入和局部外用等方式为主，除了急诊急救以外，不建议全身应用。当应用糖皮质激素长期治疗时，建议使用全身生物利用度低的制剂，用药时需注意药品说明书的年龄限制和推荐剂量，并注意疗程，如鼻喷激素连续使用不能超过3个月。

三、特异性免疫治疗

特异性免疫治疗是针对 IgE 介导的无法完全避免的吸入性变应原导致的 I 型变态反应性疾病的对因治疗。通过给患者逐步增加剂量的变应原提取物（治疗性疫苗），以诱导机体免疫耐受，使患者在再次接触相应变应原时症状明显减轻，甚或不产生临床症状。目前国内外的相关指南都已经将特异性免疫治疗作为过敏性鼻炎、哮喘的一线治疗方案进行推荐。大量临床研究也证实这种治疗方法对过敏性鼻炎、哮喘等具有近期和远期疗效，且有可能改变疾病的自然进程，预防过敏性鼻炎发展为哮喘，减少产生新的致敏。目前临床常用的变应原免疫治疗方法有皮下注射法（皮下免疫治疗）和舌下含服法（舌下免疫治疗），分为剂量累加和剂量维持两个阶段，总疗程 3 年左右，推荐使用标准化变应原疫苗。需要注意的是变应原特异性免疫治疗并不能代替变应原，所以虽然进行了特异性免疫治疗，日常生活和工作中仍应尽量避免变应原。凡在特异性免疫治疗过程中继续大量接触变应原的，特异性免疫治疗很难有好的效果。特异性免疫治疗的相关具体内容可以参看本书中的有关章节。

四、患儿及其家长教育

世界变态反应组织（WAO）提出，对过敏性疾病患者的健康教育可以分为 3 个方面：首诊教育、强化教育（随诊教育）及家庭和看护人员教育。

（一）首次就诊时及时教育

主治医师应该对患儿及其家长进行相关疾病的宣传

教育,以使他们在第一时间获得正确、完整、真实的信息。

（二）随诊时的强化教育

当患儿再次就诊时,经过一段时间的治疗及首诊时的教育,对疾病本身已经有了一定的认识,医师应不失时机地再次对患儿及其家长进行相关知识的宣传教育,并对之前的教育效果有个初步评估,使得再次宣教更有针对性,特别是一些错误认识要及时调整。

（三）重视家庭成员和陪护、看护人员的教育

健康教育的对象除了年长患儿本人外,还应重视对患儿家长及陪护、看护人员的教育。过敏性疾病不仅严重影响患儿的生命质量,导致巨大的社会医疗负担,很多患儿同时还并发生理、心理问题,甚至出现人格缺陷,这些都需要患儿及其亲近人员共同面对和承担,配合医师进行心理疏导。对于儿童和青少年患者而言,科普宣教能提高患者（患儿监护人）的相关知识水平和治疗依从性,有助于减少疾病的复发率和并发症,并可改善患者的生活质量,减轻患者的心理症状。

（四）患者教育的主要内容

1.过敏知识的普及和指导,让患儿及其家长了解过敏性疾病的病因、危险因素、自然进程及疾病可能造成的危害。

2.告知患儿家长有关变应原检查的必要性和主要检测方法。

3.指导患儿家长进行良好的环境控制,避免接触或尽可能少接触变应原,同时也要远离有害刺激和污染空气,避免被动吸烟,忌用辛辣食物等过敏性疾病诱因。

4. 介绍药物治疗和特异性免疫治疗的作用、效果、疗程和可能发生的不良反应，指导患儿用药方法及剂量和种类的调整。

5. 健康教育还应包括对医师和护士的教育，及时更新知识结构，掌握规范的诊疗和预防措施，准确无误地指导患儿及其家长。

（魏庆宇　李全生　李欣泽）

第2章
过敏反应的免疫学基础

过敏反应即 I 型超敏反应，发生速度快，可在接触抗原后数分钟内出现反应，亦称速发型超敏反应。其主要特点有：①发生快，几秒至几十分钟内出现症状，消退亦快，为可逆性反应；②由 IgE 抗体介导；③主要表现为血管扩张、通透性增加及平滑肌收缩；④有明显个体差异和遗传背景；⑤补体不参与此型反应，不会造成细胞损伤。过敏反应的免疫学机制复杂，涉及变应原、IgE 抗体、参与细胞及生物学活性介质等。

第一节　常见变应原

进入体内后能引起 IgE 类抗体产生并导致过敏反应的抗原性物质称为变应原。大多天然变应原易溶于水，分子量为 1 万～ 7 万 D，但它们的生物学性质不同。分子量过大不能有效穿过黏膜，而分子量过小则难以将肥大细胞和嗜碱性粒细胞膜上两个相邻 IgE 抗体及其受体桥联起来，不能触发介质的释放。变应原的主要特性与它们进入机体的途径有关，有吸入性变应原、食物、药物、生长于表面的真菌和毒液等。这些途径之所以重要，是因为它们决定了抗原以何种方式呈递给免疫系统。

引起过敏反应的重要变应原有吸入性、食入性、药物及接触性四大类。

1. 吸入性变应原 广泛存在于自然界中，完全避免接触吸入性变应原很难。

（1）植物花粉：致敏花粉多属风媒花粉，产量大、粒小、质轻。花粉的播散具有地域性和季节性特点。欧美国家以豚草花粉为强变应原，已传入我国，我国最主要致敏花粉是蒿属花粉。

（2）真菌：真菌在自然界中的分布极广，其孢子和菌丝等是重要的变应原。

（3）螨：螨属节肢动物门蜘蛛纲，屋尘螨、粉尘螨均可引起过敏反应。室内尘土的主要成分为屋尘螨。

（4）动物上皮变应原：家养狗、猫和兔等宠物的脱落上皮、毛、唾液、尿液等已成为人类尤为儿童的重要变应原。也有人报道，农牧民、兽医、饲养员、屠宰人员、毛皮革制造业者和科研人员对动物皮毛和排泄物的过敏较常见。

（5）屋尘：屋尘的成分复杂，它可能含有上皮脱屑、毛发、脱落的人上皮、螨、昆虫和蟑螂的碎片及其排泄物、真菌、细菌、花粉、丝、棉、麻、尼龙、化纤等。

（6）羽毛：衣服、被褥、枕芯、垫料、地毯中的鸡鸭鹅等羽毛也是变应原。

（7）昆虫变应原：飘散在空气中的飞蛾、蜜蜂、甲虫、蟑螂、蚊蝇的鳞片和毫毛，脱屑和排泄物吸入后可引起致敏，养蚕工人可对蛾毛、蚕丝和蚕尿过敏。

（8）植物变应原：除上述豚草和蒿属花粉外，植物纤维如木棉和棕榈等吸入后可引起致敏；烟草的致敏作用国内外均有报道。

2. 食入性变应原 严格来讲，除了葡萄糖和氯化钠以外，任何食物都可能成为变应原。

（1）天然食品：常见的过敏性食物有蛋白质含量较高的牛奶和鸡蛋；海产类食物，如无鳞鱼、海蟹、虾、海贝等；蛋白质含量高且不易消化的食物如蛤类、鱿鱼；真菌类食物，如蘑菇等。

（2）食品添加剂：因保鲜食品、冷藏食品及人工合成饮料日益增多，因而食品添加剂（染料、香料等）、防腐剂、保鲜剂和调味剂就成了一类新的重要变应原。

（3）某些用于诊断和治疗的药物。

对于敏感者，即使食入量极少也会引起严重症状，但大部分患者的症状与食入量存在正比关系，即食入越多，反应越重。某些食物抗原进入机体达到一定量时才能发生症状，一次发作后体内抗体与抗原结合后暂时耗竭，症状可以消失一段时间，以后再积蓄一定量时，再度诱发过敏反应。

3. 药物　随着化学药物合成种类和人们用药机会的增多，药物变态反应的发生率呈明显上升趋势，有些药物容易引起过敏反应，如血清制剂、青霉素、磺胺药、阿司匹林和普鲁卡因等。

一般说来，有机药物比无机药物易引起过敏，尤其蛋白类药物，但无机药物中的重金属盐、碘化物等亦较易引起过敏反应，人工合成药物也比天然药物更易引起过敏。决定药物致敏性的仅为该药中某一特定的化学结构即决定簇，具有相同决定簇的药物致敏性也相似，表现为药物的交叉过敏现象。用药方法与药物过敏的发生有很大关系，局部用药、皮下或肌内注射、静脉滴注易引起过敏反应。其中静脉给药最易引起过敏。

药物可经口服、注射、吸入及外用等途径进入体内，少数患者用药后出现局部或全身药物过敏反应，如药疹、青霉素过敏性休克等。

4. **接触性变应原**　接触致敏大多引起接触性皮炎，少数可以引起皮肤以外的过敏症状。接触性变应原主要有动物的毒素，皮屑，昆虫的鳞、毛、分泌物等；有些植物的根、茎、花、果或其产物等，如漆树、毒常青藤等；化妆品，如染发水、香水、焗油膏等；日常生活用品，如洗衣粉、肥皂、橡胶制品等；金属及其制品，如镍、铬等；化工原料，如油漆、染料、石油及其制品等；药物，如外用磺胺药、汞制剂、抗生素等。

有些抗原成分有相似的结构或决定簇，在致敏性上有交叉。部分交叉抗原见表 2-1，在治疗过程中要注意预防。

表 2-1　变应原与交叉变应原

变应原	交叉变应原
尘螨	
屋尘螨	粉尘螨，粮仓螨，肉食螨。有时：叶螨（果园里常见）
桦木花粉	桤木，榛木，山毛榉，红山毛榉，鹅耳枥属树和栗树的花粉。有时：桤木花粉，苹果、桃子、樱桃等新鲜水果，坚果（特别是榛果，同样存在巧克力、曲奇等中），胡萝卜，生番茄，芹菜
杨木花粉	柳木/阔叶柳花粉
禾本科花粉	黑麦花粉，生马铃薯，大豆，豌豆，花生
蒿属花粉	春黄菊属和母菊属、向日葵、菊属的花粉
	有时：豚草花粉，卫矛木，芹菜，胡萝卜，荔枝

续表

变应原	交叉变应原
豚草花粉	瓜类
丁香花属花粉	桤木、橄榄树的花粉
蔬菜	胡萝卜，西瓜，黄瓜
粉类	黑麦粉，燕麦粉，玉米粉，稻米，黑麦麸，芝麻，罂粟子
明胶（黏性物）	改良明胶（血浆增溶剂等）
胶乳(家用手套、避孕套)	安息香树胶，进口水果如鳄梨、香蕉、番木瓜、猕猴桃
卵白蛋白（蛋的主要变应原）	可能：鸟类羽毛（存在床褥中）
青霉素	可能：头孢菌素，阿莫西林

5. 自身组织抗原 精神紧张、工作压力、受微生物感染、电离辐射、烧伤等生物、理化因素影响而使结构或组成发生改变的自身组织抗原，以及由于外伤或感染而释放的自身隐蔽抗原，也可成为变应原。

第二节 IgE 在过敏性疾病中的作用

IgE Fc 段第一类受体 FcεR Ⅰ 只存在于肥大细胞和嗜碱性粒细胞膜上，这两种细胞在 Ⅰ 型超敏反应中起重要作用。变应原进入机体诱导产生特异 IgE，IgE 结合到肥大细胞、嗜碱性粒细胞 IgE Fc 段第一类受体，使机体进入对该变应原特异致敏状态。当变应原再次进入，使这些细胞膜上相邻的两个 FcεR Ⅰ 桥联起来时则引起一系列生化反应，继而释放出诸如组胺等各种与过敏反应和炎症有关的生物活性介质。

第三节　肥大细胞及嗜碱性粒细胞

肥大细胞和嗜碱性粒细胞是两类表达 IgE Fc 受体的细胞，每个肥大细胞表面 FcεR Ⅰ 的数目多达数十万。肥大细胞广泛分布于皮下结缔组织中的小血管周围及呼吸道和消化道黏膜下层，部分内脏包膜中也有存在。嗜碱性粒细胞主要分布在血流中，通过直接释放介质引起全身过敏反应或集中到过敏反应部位而参与过敏反应。

IgE 抗体与 FcεR Ⅰ 高亲和力结合后，无相应的变应原刺激则不会出现任何临床症状。一旦接触了相应变应原，则变应原与肥大细胞和嗜碱性粒细胞膜表面上的 IgE 抗体结合，从而使膜相邻近的 FcεR Ⅰ 发生相互连接（桥联）。FcεR Ⅰ 桥联后触发细胞膜一系列的生物化学反应，胞外 Ca^{2+} 流入胞内。脱颗粒，释放出颗粒中预合成以组胺为代表的介质，释放的介质立即直接作用于靶细胞、靶组织和靶器官，引起速发的临床症状。

FcεR Ⅰ 桥联后细胞膜脂质发生磷脂甲基化代谢，在磷脂酶 A2 和甲基转移酶作用下膜磷脂胆碱降解，释放出二十碳不饱和脂肪酸即花生四烯酸。花生四烯酸以氧合酶途径继续代谢，形成白三烯、血小板活化因子和前列腺素等生物学活性物质，与过敏反应的迟发相关系密切。

第四节　炎症介质

目前已知的炎症介质有 50 余种，与变态反应炎症过程相关的有 20 余种。肥大细胞、嗜碱性粒细胞等所释放的介质主要包括原发性介质和继发性介质，如组胺、血小板活化因子、前列腺素、白三烯、嗜酸性粒细胞趋化因子、碱性蛋白、激肽原酶及细胞因子和黏附分子等。

1. 组胺 （histamine）　是一种活性胺化合物，化学式是 $C_5H_9N_3$，分子量是 111。作为身体内的一种化学传导物质，可以影响许多细胞的反应，包括过敏等炎症反应及胃酸分泌，也可以影响脑部神经传导。

组胺存在于肥大细胞内，亦存在于肺、肝及胃的黏膜组织内。它在过敏性疾病发病中扮演一个很重要角色。组胺属于一种化学递质，参与中枢与周边的多重生理功能。在中枢系统，组胺是由特定的神经所合成，参与睡眠、性激素的分泌、体温调节、食欲与记忆形成等功能；在周边组织，组胺主要储存在肥大细胞、嗜碱性粒细胞，可引起明显痒感、流泪、流涕等腺体分泌增加，此外组胺结合到血管平滑肌上的接受器（H1R），导致血管扩张、渗出增加，组胺会使肺的气管平滑肌收缩引起呼吸道狭窄进而呼吸困难，肠道平滑肌收缩可引起腹痛等多项生理反应。在过敏性疾病发病过程中组胺的作用主要表现在：①血管扩张、渗出增加；②腺体分泌增加；③平滑肌痉挛。

组胺的作用特点是迅速发挥生物学作用，但持续时间短。组胺释放后 1 ～ 2 分钟即达到作用高峰，由于组胺酶的分解作用，组胺的作用持续时间很短，一般不超过 30 分钟。

2.血小板活化因子　主要由嗜碱性粒细胞产生，具有疏水性，在胞质内可被酶迅速破坏。直接强烈收缩支气管平滑肌，引起血管内皮细胞收缩和平滑肌松弛，从而增强血管通透性，致使渗出、分泌增加。在 I 型变态反应的迟发相中能激活炎症性白细胞。

3.前列腺素 D_2　与平滑肌细胞上的受体结合，直接引起支气管等平滑肌痉挛，也是血管扩张药。阿司匹林和其他非固醇抗炎药能抑制环氧合酶而阻断前列腺素 D_2 合成。

4.白三烯　包括 LTB_4、LTC_4、LTD_4、LTE_4、LTF_4 等，分为 LTB_4 和硫肽 LTs 两类。

LTB_4 的作用主要为粒细胞趋化因子，对中性粒细胞、嗜酸细胞、单核细胞等有强烈趋化作用，浓度升高则诱导局部渗出增加、炎症细胞浸润；可诱导前列腺素 D_2 产量增加并间接引起平滑肌痉挛。

硫肽 LTs 可使血管壁通透性增加，炎症细胞等成分渗出，局部分泌增加，引起平滑肌（尤其呼吸道平滑肌）的持久痉挛。白三烯致平滑肌收缩的能力为组胺的 $300 \sim 1000$ 倍。若注入皮内，则产生长时间的红肿反应。LTs 在速发型超敏反应的迟发相反应（$4 \sim 6$ 小时出现反应）中起重要作用，是引起支气管收缩的主要介质。至今尚无能阻断花生四烯酸 5- 脂氧合酶途径代谢的药物，阿司匹林由于抑制环氧合酶途径、增强 5- 脂氧合酶途径，产生更多的 LTs 而使哮喘发作或病情加重。

5.嗜酸细胞趋化因子　由肥大细胞产生的低分子量多肽物质，具有吸引嗜酸细胞向炎症发生部位集聚的作用。在过敏反应发生时嗜酸细胞趋化因子浓度增加与过敏反应的迟发相反应有关。

6.**碱性蛋白** 包括嗜酸性粒细胞阳离子蛋白（ECP）、主要碱基蛋白（MBP）、嗜碱性粒细胞神经毒蛋白（NEP）、嗜酸性粒细胞过氧化物酶（EPO）、嗜酸性粒细胞蛋白 X（EPX）等。这些嗜酸性粒细胞释放的毒性蛋白具有较强的气道上皮毒性，可直接损伤气道上皮和肺组织，引起上皮细胞脱落、抑制上皮细胞衍生及释放松弛因子、引起气道平滑肌收缩和 BHR。

ECP 是一种单链糖蛋白，呈强碱性（pH > 11），有 3 种分子形式（分子量分别为 18.5、20 和 22kD）。ECP 与哮喘病气道慢性炎症有明显的相关性，是反映哮喘病气道炎症发生发展的重要指标之一。MBP 亦与气道高反应程度呈正相关。

7.**缓激肽及细胞因子** 缓激肽是继发介质之一，激肽原在激肽原酶的作用下产生的 9 肽链的缓激肽，其作用主要是引起血管扩张、通透性增强，并可以导致平滑肌痉挛。

细胞因子的作用贯穿过敏反应的始终。细胞因子是一组由 T、B 淋巴细胞，肥大细胞，巨噬细胞，上皮细胞和血管内皮细胞等免疫效应细胞产生的具有生物学活性的细胞调节蛋白。为低分子量（25kD ～ 100kD）蛋白质，是细胞之间的重要信息传道者，并可能决定炎症反应类型的持续时间。白介素（ILs）、粒细胞 - 巨噬细胞集落刺激因子（GM-CSF）、单核细胞趋化因子（MCP-1、MCP-3）、γ - 干扰素（IFN-γ）、细胞间黏附分子 -1（ICAM-1）、内皮细胞黏附分子 -1（VCAM-1）、肿瘤坏死因子（TNF）、内皮素（ET）等 20 余种。虽然目前很多细胞因子在过敏反应发生中的作用还没有完全研究清楚，但现有的研究结果可以提示细胞因子之间的相互作用是变态反应发病的重要生物学基础之一。

8. 黏附分子　是近几年来发现的一组重要的生物活性因子，主要作用是促进炎症过程中炎症细胞的黏附和游出，只有与血管内皮细胞黏附的白细胞才能渗出到血管外，在气道炎症形成的早期阶段中起重要作用。黏附分子可分为 6 个家族：整合素家族、选择素家族、免疫球蛋白超家族、血管黏着素家族、钙离子依赖家族及尚未分类的家族。

（魏庆宇　李全生　江盛学）

第**3**章
益生菌和过敏

第一节 肠道菌群紊乱与过敏的关系

1. **肠道菌群及肠道菌群失调** 微生物群是生活在体表或体内的所有微生物（细菌、真菌、原生动物和病毒）。微生物数量和人类细胞的比例为 10 ：1。大多数微生物定植在肠道。微生物群中所有微生物的基因数量是人类基因组的 200 倍。微生物群的重量可重达 2kg。这些微生物帮助消化食物、调节免疫系统、抵御其他致病细菌，并产生维生素（包括维生素 B_{12}、维生素 B_1 和维生素 B_2 及凝血所需的维生素 K）和抗肿瘤作用。微生物群在 20 世纪 90 年代后期得到普遍认可。微生物群对人类的发育、免疫和营养是必不可少的。

肠道微生物也称肠道菌群，对人类一生的健康至关重要。生命早期的暴露 [分娩方式（母体微生物）、婴儿饮食（选择性底物）、抗生素（选择性杀死）、益生菌（选择性富集），以及物理环境（环境微生物）] 会影响肠道微生物的定植，进一步也会影响免疫系统发育、肠道内稳态和宿主新陈代谢。肠道菌群的破坏与越来越多的疾病有关，如变态反应性疾病。

肠道菌群失调是指肠道菌群、代谢活动和局部分布发生质和量的变化。微生物区系通过：肠道菌群本身质和量的变化、其代谢活动的变化、其局部分布的变化而产生有害影响的一种状态。根据失调假说，现代饮食和生活方式、抗生素、心理和身体压力会导致细菌代谢的改变，以及潜在致病微生物的过度生长。它们释放潜在的有毒产物，在许多慢性和退化性疾病中发挥作用。

近年来，研究肠道菌群采用的方法主要是基于分子生物学的方法。主要包括荧光原位杂交（fluorescence in situ hybridization，FISH）技术、基于聚合酶链反应的变性梯度凝胶电泳（polymerase chain reaction denaturing gradient gel electrophoresis，PCR DGGE）技术、反转录聚合酶链反应（reverse trans-criptasepolymerase chain reaction，RT-PCR）技术及测序技术。随着技术的进步，测序技术逐渐得到了广泛的使用。从最开始的一代测序已经发展到了三代测序及宏基因测序。相比其他技术，高通量技术对微生物的分析更加深入且操作方便，通过高通量测序技术对肠道微生物进行研究已经得到了国内外学者的广泛认可。

2. **肠道菌群在过敏性疾病发病中的作用**　过敏性疾病在世界范围内日益流行，给社会带来了巨大的经济和心理负担。尽管它们无处不在，但过敏性疾病的病因仍不清楚。研究表明，肠道微生物群失调可能会增加过敏性疾病的风险。与肠道微生物相关的变态反应性疾病包括变态反应性致敏、特应性皮炎、外周嗜酸性粒细胞增多症、过敏性鼻炎和哮喘。

所有通过剖宫产（CS）分娩、抗生素（给母亲或婴儿使用）、母乳喂养及固体食物的引入都会影响肠道菌群的建立。胃肠道细菌数量的紊乱破坏了黏膜的免疫耐受性，从而增加了过敏性疾病的发病率。CS 分娩的婴儿类杆菌的多样性较低，类杆菌的丰度降低，这表明菌群失调从中在起作用。由 CS 出生的婴儿患哮喘和特应性疾病的发病率更高。这表明在婴儿早期，类杆菌丰度和多样性降低先于过敏表现的发生。几项独立研究发现，婴儿期肠道微生物多样性减少与学龄儿童过敏表现的风险增加有关。同时有学者发现，变态反应性鼻炎、变态反应性致敏和外周血嗜酸性粒细胞增多与婴幼儿肠道菌群细菌多样性降低有关，而哮喘和特应性皮炎在出生后前 6 年内与之无关。有研究表明，特应性皮炎婴儿粪便中大肠埃希菌的丰度与血清总 IgE 水平呈正相关。然而，出生后口服非致病性大肠埃希菌可降低患过敏性疾病的风险。婴儿粪便中高丰度的大肠埃希菌会发生免疫球蛋白 E（IgE）相关性湿疹，而双歧杆菌作为肠道的优势微生物区系则不会。

肠道菌群在过敏性疾病中的作用机制是什么？从出生，我们就不断地暴露在微生物群的环境中。肠道微生物群的紊乱影响人体健康，导致疾病的发生。肠道菌群在形成黏膜免疫系统中扮演着重要作用。肠道菌群调节小肠固有层中 Th17 细胞和 Treg 细胞之间的平衡。与正常小鼠相比，无菌小鼠在免疫发育方面存在缺陷，CD4 和 CD8 T 细胞较少。肠道菌群本身和代谢副产物直接或通过上皮细胞的介导影响树突状细胞和巨噬细胞。肠道菌群可以诱导 B 细胞成熟，并使这些细胞转换其免疫球蛋白亚型。肠道菌群在免疫系统发育中的关键作用已经在无菌动物模型中得到了很好的证明。在这些动物中，正常的免疫系统成熟失败。具体地说，系统免疫调节网络失效，引发过敏和自身免疫失调现象。最近有研究表明，微生物的多样性对于免疫调节网络的发展至关重要，该网络可以防止黏膜诱导 IgE 合成。IgE 往往会激活嗜碱性粒细胞和肥大细胞，反过来改变菌群的组成。

第二节　益生菌防治儿童过敏性疾病新进展

1. 益生菌在特应性皮炎中的作用　特应性皮炎是最常见的慢性炎症性皮肤病。关于特应性皮炎起源的两种主要理论——"由内而外"概念和"由外而内"假说，前者推测肠道微生物区系失衡会导致炎症过程，后者认为皮肤微生物群失调是特应性皮炎的主要触发事件。补充益生菌以恢复人体微生物群平衡的观点是益生菌用于特应性皮炎预防的基本论据。

那些有一个或多个家庭成员患有湿疹、哮喘、胃肠道过敏、过敏性荨麻疹或过敏性鼻结膜炎的人被认为是过敏高危人群。有研究表明从母亲怀孕和（或）婴儿出生的第一周开始给母亲服用益生菌，以及给过敏高危婴儿和蹒跚学步的幼儿服用益生菌，湿疹的发生率降低。还有研究表明在产前和出生后均为婴儿补充益生菌对预防特应性皮炎是有效的，只在出生后使用没有统计学意义。有趣的是，出生后不超过 6 个月接受益生菌治疗的特应性皮炎发病率显著降低，而超过 12 个月使用益生菌并不能有效预防特应性皮炎。不同研究使用的益生菌菌株并不一致，使用乳酸菌和双歧杆菌的混合物进行了四项研究，荟萃分析显示，益生菌混合制剂预防湿疹优于乳酸菌或双歧杆菌单一疗法。

2. 益生菌在哮喘和过敏性鼻炎中的作用　哮喘是一种慢性气道炎症状态，如果不加以控制，可能会导致生活质量低下甚至死亡。使用益生菌作为呼吸道过敏的预防或治疗证据似乎很少。有研究表明，在哮喘中，MMP9（裂解细胞外基质蛋白的酶家族成员）的水平显著升高，鼠李糖乳杆菌（LGG）治疗显示减少了MMP9 在肺组织中的表达，并抑制了炎症细胞浸润。同时在 OVA 致敏的小鼠中，LGG 抑制了对乙酰胆碱的气道高反应性，并减少了支气管肺泡灌洗液和血清中浸润的炎症细胞和 Th2 细胞因子的数量。此前有报道称，LGG 还可以降低 4 ～ 7 岁哮喘患儿呼出的一氧化氮浓度；然而，在后来的一项研究中，却没有得出相同的结论。大多数研究都评估了益生菌在哮喘和湿疹中的作用，但也有研究表明，益生菌对哮喘没有任何显著的影响。所以益生菌在哮喘中的作用存在争议。

目前，没有强有力的证据表明益生菌对过敏性鼻炎的发生有影响，一些研究表明，在围生期和婴儿期使用益生菌的人甚至可能会增加过敏性鼻结膜炎的患病率。

3. 益生菌在食物过敏中的作用 食物过敏是指人体对食物变应原的不良免疫反应，它包括 IgE 介导的速发反应或细胞介导的迟发反应。据估计，随着食物过敏患病率的增加，世界上可能有 2.4 亿～ 5.5 亿人患有食物过敏。来自 17 个不同的试验数据表明，产前和产后联合使用益生菌能够降低食物致敏的风险。研究发现，只有组合的方法（孕妇在妊娠期间补充和出生后的婴儿补充）才显示出益生菌益处。单独产前或产后使用益生菌对致敏风险没有影响。

牛奶蛋白过敏（cow milk protein allergy，CMPA）是儿童期最常见的食物过敏之一，可导致患儿出现皮肤湿疹、腹泻、便秘、呕吐、便血、鼻塞、咳嗽，甚至生长发育停滞、营养性贫血、吸入性肺炎、过敏性休克等多器官系统受累的症状。近年来，我国 CMPA 的患病率显著升高，在危害患儿健康的同时，也给患儿家庭造成了极大的困扰。有研究发现，鼠李糖乳杆菌 GG 株与酪蛋白深度水解奶粉同时使用，可以有效减少牛奶蛋白过敏儿童的过敏症状，促进对牛奶蛋白的耐受。一项随机对照研究显示，鼠李糖乳杆菌可以增加口服免疫耐受的效果。虽然有研究证实了益生菌降低食物过敏的作用，但是，目前益生菌作为食物过敏的预防或治疗剂量的证据仍然很少，目前不推荐将益生菌作为预防食物过敏的常规使用。

　　研究显示，布拉酵母菌可以对过敏性因素导致的腹泻起到治疗作用，其作用机制如下。①抗菌：布拉酵母菌能够抑制多种致病菌，如大肠埃希菌、白念珠菌、痢疾杆菌、沙门菌。②抗毒素：布拉酵母菌能够分泌 3 种不同大小的糖蛋白，拮抗难辨梭菌毒素 A/B，拮抗霍乱毒素和大肠埃希菌脂多糖（LPS）。③增强肠上皮屏障功能：保护肠上皮细胞间紧密连接，通过细胞壁表面甘露聚糖直接吸附细菌，减少细菌对肠上皮细胞的攻击，增加短链脂肪酸，有利于正常肠道功能恢复；合成多胺，加速上皮细胞成熟。促进肠道正常菌群平衡。促进 sIgA 分泌，增强肠道免疫。作用于多个细胞信号，减少炎症介质的合成，降低炎症。

（王瑰娜　毛志芹）

第4章
诊 断 方 法

儿童过敏的诊断主要包括两个方面，即非特异性诊断（包括详尽的病史、临床表现、体征及相关实验室检查等）和特异性诊断（包括体内试验和体外实验）。非特异性诊断即初步的疾病诊断，是根据相应的病史、症状、体征、实验室检查及相关辅助检查，初步判定是否属于过敏性疾病，是非特异性的；变应原特异性诊断是病因诊断，就是通过体内试验和（或）体外实验，查找变应原，是明确过敏性疾病病因的必要手段，也是过敏性疾病诊断过程中不可或缺的部分。一个完整的过敏性疾病诊断应包括这两个部分，临床医师不能仅仅根据典型症状和体征诊断过敏性疾病，也不能单纯根据体内试验和（或）体外实验阳性结果就轻易做出过敏的诊断，这一点对于婴幼儿食物过敏的诊断尤其重要。只有当病史、体内特异性诊断和体外特异性诊断试验结果相一致时，才能明确过敏性疾病的最终诊断。本章主要介绍过敏性疾病的特异性诊断方法。

特异性变应原诊断，即病因诊断，指的是在做出初步非特异性诊断后，进一步查明该病患者的过敏因素，即查明究竟是什么变应原导致的患者过敏。这一点在儿童过敏诊断、治疗和预防方面至关重要。儿童过敏如食物过敏、过敏性哮喘等的发病率明显高于成人，因此，早诊断、早治疗、早预防，有助于儿童的正常生长发育，避免疾病的进一步恶化和（或）迁延不愈。

过敏性疾病的特异性诊断，目前主要有两种方式：体内试验和体外实验。

第一节 体内试验

目前，临床上常规体内特异性诊断方法首推皮肤试验，包括皮肤点刺试验、皮内试验、皮肤斑贴试验等，此外，还有各种皮肤以外的试验方法，包括鼻黏膜、眼结膜及口腔黏膜的激发试验等。不同的皮肤试验方法均有各自的优缺点，临床上可以根据具体情况选择。最常用的皮肤试验方法是皮肤点刺试验（skin prick test，SPT）和斑贴试验。皮内试验因痛苦明显，不推荐用于儿童过敏的检查。激发试验在临床诊断中较少使用，多用于研究目的。

一、点刺试验

点刺试验（prick test）也称穿刺或挑刺试验（puncture test），此法实际是划痕试验的一种改良，是目前临床最常用的皮肤试验方法之一。由于方法简单方便，受试者痛苦小、安全性较好，近年来有逐渐取代皮内试验的趋势。目前临床所应用的点刺针主要有两大类：单针及多针。多针即一根针的针头由一小簇小针组成，可利用表面张力直接蘸取点刺液而无须将点刺液滴在皮肤上。既节省点刺液又方便操作。有的公司已设计多头多针点刺器，配合专用点刺液容器，一次蘸取点刺液、刺入可同时完成多种变应原点刺试验，非常受儿科医师的欢迎。

但由于不同年龄、不同体重患者前臂直径、曲率不同。故有可能影响点刺试验操作的规范性（特别是对于成人患者），故不推荐作为常规检测方法。需要注意的是，结果判断标准依据所选用点刺针、变应原皮试液的浓度、阳性对照液组胺浓度的不同而有所不同。理论上讲任何年龄的儿童均可以进行点刺试验，但由于配合原因及检查有一定的痛苦，不推荐用于 3 周岁以下的婴幼儿。

（一）试验方法

一般选用上臂外侧皮肤为试验部位，患者侧坐位，暴露全臂，以 70% 乙醇消毒皮肤，应用 1ml 一次性注射器抽取变应原皮试液 0.01 ～ 0.02ml，然后用针头刺入表皮浅层后进针 2 ～ 3mm（进针角度约为 45°），将皮试液推注到皮内，形成一个 4mm 左右大小的皮丘，每个皮试部位上下左右应至少间距 3 ～ 5cm，以免相互影响。

（二）结果判断

试验完毕后 15 ～ 20 分钟判定结果，通常根据受试部位风团大小及红晕范围判断有无阳性反应及反应严重程度。受试者皮肤风团直径＜ 5mm，周围无红晕形成，或仅有轻微红晕反应者为阴性。如果皮试部位风团直径＞ 5mm，伴有红晕时，即为阳性反应。皮肤风团直径在 5 ～ 10mm，周围有轻红斑反应者，为 (+)；皮肤风团直径在 10 ～ 15mm，周围有宽度在 10mm 以上之红晕反应带者，为 (++)；皮肤风团直径＞ 15mm 或丘疹不规则，出现伪足周围有宽度在 10mm 以上红晕反应带者，为 (+++)；局部反应同 (+++)，而且同时出现周身反应，如周身皮痒、皮疹、皮肤潮红、憋气感甚至哮喘发作等症状者，为 (++++)。皮内试验结果并非绝对准确，如有些患者对所有变应原都呈阳性，连对照组也呈阳性，说明此患者的皮肤敏感度过高，称为"皮肤划痕症"。

二、　斑贴试验

斑贴试验主要用于Ⅳ型变态反应的诊断，明确接触性皮炎中变应性接触性皮炎的接触性变应原，主要是化妆品、外用药、建筑装修材料、橡胶制品、金属类、洗涤用品等化学类物品。除了常规的斑贴试验，近年来还发展出了一些新的方法，如检测光变应性皮肤病的光斑贴试验；应用于变态反应药疹的药物性斑贴试验及应用于特应性皮炎的特应性斑贴试验等。目前亦有应用快速斑贴试验进行吸入物、食物变态反应的诊断，但其试验方法欠规范，诊断灵敏度、特异度及准确度尚有较大争议，尚处于探索阶段，目前还未广泛应用于临床。但由于儿童皮肤稚嫩，耐受性差，因此较少用于儿科临床。

三、　激发试验

激发试验是模拟自然发病条件、以少量致敏原引起一次较轻的过敏反应发作，用以确定变应原的试验。主要用于Ⅰ型变态反应，有时也用于Ⅳ型变态反应的检查，尤其是在皮肤试验或其他试验不能获得肯定结果时，此法可排除皮肤试验中的假阳性反应和假阴性反应，包括结膜试验、鼻黏膜激发试验、支气管激发试验、食物激发试验、药物激发试验及现场激发试验，是过敏性疾病特异性诊断的金标准。但由于激发试验方法复杂、具有诱发严重过敏反应的潜在风险，除食物激发试验及现场激发试验分别作为食物过敏及职业性哮喘诊断的金标准在临床常规应用外，多仅用于研究。需要注意的是，即使是被认为最安全的鼻黏膜激发试验，受试者仅有变应性鼻炎症状，从未有过哮喘，鼻黏膜激发试验仍可能诱发哮喘。有时速发相不出现而仅出现迟发相。因此建议接受鼻黏膜激发试验的患者应常规收入院留观 24 小时，以保证安全。除了某些特殊情况下食物过敏的诊断外，激发试验一般不推荐用于儿童。

第二节　体外实验

　　Ⅰ型过敏性疾病患者的血清和其他体液、分泌物中含有针对其致敏变应原的特异 IgE 抗体，即特异性 IgE 抗体（sIgE）。体外特异性诊断法是指从受试者体内采集血液或其他体液在实验室里进行试验检测，患者只需提供检测样本，其他试验过程均在患者体外进行。体外特异性诊断的目的是：明确患者是否是Ⅰ型过敏体质或Ⅰ型过敏性疾病，并找出患者的变应原。sIgE 检测是过敏性疾病特异性诊断中最重要的检测方法之一。血清中特异性 IgE 的水平可反映个体对何种变应原过敏及过敏的严重程度。由于血清特异性 IgE 水平比血清总 IgE 水平更低，需要应用敏感性更高的专门仪器设备进行检测。目前临床上 sIgE 的检测方法很多，包括 ELISA、免疫印迹杂交、放射免疫法等，都是利用各种标记分析法定性或定量检测血清特异性 IgE 抗体的，所不同的是，变应原包被在不同的固相载体上（纸片、醋酸或硝酸纤维素薄膜、聚苯乙烯等）。目前临床上最常用的 sIgE 检测方法，根据固相载体的不同可分为三类，即纸片法、试管法和 CAP 法。变应原结合的量 CAP 法是纸片法的 3 倍、试管法的 150 倍。变应原结合的量越高，检测灵敏度越高。与体内试验相比，体外诊断法最大的优点是对患者安全，只需要少量血清即可进行多种变应原检查，结果准确，可定量或半定量。不受患者服用药物的影响，对患者几乎没有身体上痛苦，患者更易接受，尤其适合于儿童。

一、ELISA 方法

ELISA 检测 sIgE，其灵敏度、特异性较高，而且价廉，可避免接触放射性核素，酶标抗体相对稳定，保存时间较长。生物素 - 亲和素系统（BAS）这一生物反应放大技术的引入，使 ELISA 检测的灵敏度大大提高。

二、免疫印迹法

检测方法是通过产品试剂盒的检测膜条上平行包被了多种不同的吸入性和食物性变应原，经缓冲液预处理的检测膜条与患者样本进行第一次温育。如果样本阳性，IgE 类特异性抗体与相应的变应原结合。为检测结合的抗体，加入酶标单克隆的抗人 IgE 抗体（酶结合物）进行第二次温育，然后加入酶底物，发生颜色反应，从而检测存在的变应原。临床使用证实明显优于普通的免疫印迹法产品。

三、酶标记荧光免疫分析法（荧光酶标法）

临床上荧光酶标法（FEIA）目前用全自动的 CAP 变应原检测系统检测仪进行自动检测。UniCAP 仪器需实验室专业人员负责定期做好定标曲线和质控。

Phadiatop 和 Fx5 是 UniCAP 系统富有特色的两个检测项目。Phadiatop 含有空气中 95% 的常见吸入性变应原。Fx5 含有牛奶、大豆、鱼等 6 种常见食物变应原。通过这两项检测，可以基本确定患者是否过敏，以及是食物过敏还是吸入物过敏，帮助进一步确认变应原。目前提供商品化变应原检测品种有 500 余种。

Pharmacia 公司的 CAP 系统现多被公认为检测 sIgE 敏感性和特异性都较好的实验方法。其缺点是试剂及相应仪器价格都过于昂贵。故对不同患者可根据实际情况选择体内试验或不同的体外实验方法。实验过程及报告时间约需数小时至 1 天，某些小分子变应原（药物、化工原料）尚无体外变应原检测商品试剂，也难以用常规方法进行检查。

四、化学发光酶免疫分析法（CLEIA）

此方法是利用物质的发光特征，将化学发光与免疫反应相结合，用以检测抗原或抗体。该方法属非放射性技术，兼备免疫反应的高特异性和化学发光反应的高敏感性。在 IgE 检测方面，化学发光酶免疫分析法目前主要采用全自动化学发光检测仪测定血清总 IgE，并有商品化试剂盒供应；而在血清特异性 IgE 检测上，有 1 次检测 30 多种变应原的 Mast 检测法。

需要指出的是，sIgE 可以在过敏性疾病患者及 15% 的无症状正常个体中检测出来，而一些过敏性疾病患者也可能检测不出 sIgE，即便是有症状的个体，其阳性实验结果也不一定都具有临床相关性。

（朱晓明　魏庆宇）

第5章
过敏相关消化系统疾病

第一节　概　　述

过敏性疾病包括食物过敏、特应性皮炎、过敏性鼻炎和过敏性哮喘等,影响了全球约 25% 的人群。儿童食物过敏的发病率有逐年上升的趋势,如重庆地区 2 岁以内儿童食物过敏检出率为 3.5% ～ 7.7%。过敏相关消化系统疾病是指食物过敏引起的消化道黏膜损伤,以消化道症状为主要表现的一类疾病的总称。该病主要累及婴幼儿,目前发病机制仍不明确,大多是非 IgE 介导或混合介导,症状缺乏特异性。

【病因及发病机制】

食物进入人体后,机体对之产生异常免疫反应,导致机体生理功能紊乱和(或)组织损伤,进而引发一系列临床症状,其中牛奶蛋白过敏多见于婴幼儿。有的儿童就可能对多种食物过敏,如同时对牛奶、鸡蛋或花生等几种食物均产生过敏。

【临床表现】

1. 急性期典型的临床表现　在摄入致敏食物后的 1 ～ 4 小时出现,表现为严重的喷射性呕吐、腹泻,多数表现为水样便,重者可由于重度脱水进而导致低血容量性休克。若病变累及结肠则表现为血便,并伴有皮肤苍白及嗜睡等症状，严重者可发展为过敏性休克。

2. 慢性期主要的临床表现　间断呕吐、腹胀、腹泻、贫血、低蛋白血症及生长发育迟缓，部分患儿也可有便秘表现。

3. 胃肠道外症状　包括乏力、缺铁性贫血、疱疹性皮炎、反复的口腔溃疡、骨质疏松和牙釉质发育不全等。

【辅助检查】

1. 食物激发试验：是诊断食物过敏的金标准，包括双盲安慰剂对照食物激发试验、单盲食物激发试验、开放性食物激发试验等。开始实验前需停用一切可影响激发试验结果的药物（如组胺、激素等）1～2周，并回避可疑致敏食物2～4周，待临床症状缓解后，逐步添加可疑致敏食物以激发症状出现。

2. 皮肤点刺试验：用于检测 IgE 介导的过敏反应，根据变应原及阳性对照液所致风团面积而评定其反应级别，以排除对特定食物的致敏作用和可能共存的 IgE 介导的疾病。

3. 斑贴试验：对于非 IgE 介导的食物过敏有一定诊断价值。将小剂量接触性变应原直接接触皮肤 48 小时后移除，观察皮肤的变化及是否有其他临床表现。

4. 血清特异性 IgE 检测：判断 IgE 介导的食物过敏情况，由于其结果受年龄、变应原检测方法影响，阴性结果的临床意义大于阳性。

5. 内镜检查：内镜下表现呈非特异性，可有黏膜红斑、糜烂、水肿，直肠溃疡和出血。病理检查显示不同程度的绒毛萎缩、组织水肿、隐窝脓肿，以及炎症细胞浸润（淋巴细胞、嗜酸性粒细胞和肥大细胞增多）。

6. 其他实验室检查：可有低白蛋白血症、贫血、白细胞计数增加伴核左移和嗜酸性粒细胞增多。

7. 怀疑乳糜泻患儿应检测抗麦醇溶蛋白抗体、抗肌内膜抗体、抗组织转谷氨酰胺酶 IgA。

【诊断要点】

食物诱因：能够引起儿童过敏的食物有 160 余种，经世界卫生组织/联合国粮农组织（WHO/FAO）认定，导致儿童过敏的食物主要有八大类，分别为牛乳、蛋类、花生、大豆、小麦、鱼、甲壳类水生动物和坚果。

【治疗要点】

治疗目标包括回避致敏食物和针对意外摄入所致急性过敏发生的紧急治疗。

1. **回避致敏食物** 如果明确致敏食物，可有针对性进行回避；如果未明确致敏食物，可经验性地回避常见致敏食物；对于母乳喂养婴儿，母亲饮食中应完全回避致敏食物；牛奶蛋白过敏者给予完全氨基酸配方粉或者深度水解配方粉进行治疗。

2. **营养支持** 补充各种维生素和必需矿物质；纠正水、电解质紊乱，纠正低蛋白血症和贫血。

3. **药物治疗**

（1）肾上腺素：对于严重过敏反应，肾上腺素为一线治疗，肌内注射 5 ～ 10 分钟可重复使用。具体剂量如下：6 月龄～ 6 岁，0.15mg（0.15ml，1 ∶ 1000）；6 ～ 12 岁，0.3mg（0.3ml，1 ∶ 1000）；> 12 岁 0.5mg。如果极危重患儿，可以静脉推注肾上腺素，儿童推荐剂量 0.01mg/kg，最大剂量 0.3mg，但要稀释成 1 ∶ 10 000 溶液，5 ～ 10 分钟缓慢静脉推注，同时观察心律和心率。如果在 5 分钟内没有改善，重复注射同等剂量的肾上腺素。

（2）激素治疗：严重病例可静脉注射甲泼尼龙（1mg/kg，

最大剂量 60 ～ 80mg）可减轻炎症反应，或泼尼松每日 0.5 ～ 1mg/kg，应用 2 周，见效后逐渐减量，维持 2 ～ 4 周，激素服用期间要注意补充钙和维生素 D。

（3）其他治疗：长期应用激素疗效不明显的患者可加用酮替芬，每日口服 0.5 ～ 1.0mg，每日 1 ～ 2 次；孟鲁司特钠可以与激素合用，每日口服 4mg，每日 1 次；口服硫唑嘌呤 [1 ～ 2.5mg/（kg•d）]。

（王　洋　吴　捷）

第二节　口腔过敏综合征

口腔过敏综合征（oral allergy syndrome，OAS），又称"花粉食物过敏综合征"，是食物过敏的一种特殊类型，仅限于口腔黏膜，是由未煮过的水果、生蔬菜、调味料和坚果引起的。被花粉致敏的患儿在摄取新鲜水果或蔬菜后几分钟或数小时后，口咽部（唇、舌、上腭）和咽喉部出现的不适感觉。儿科 OAS 患者并不少见，发病率为 5% ～ 24%。本病多出现在青少年中，患有季节性变应性鼻炎的患者具有更强的特征。花粉过敏患者的 OAS 发病率为 5% ～ 8%。

【病因及发病机制】

OAS 是 IgE 介导的速发型过敏反应，发病相关蛋白家族变应原是植物性变应原的主要来源之一，其蛋白质与来自不同物种植物抗原之间具有类似的结构基序，能被 IgE 抗体识别导致交叉过敏反应。如被花粉致敏后产生特异性 IgE 抗体，当机体暴露于与花粉结构相似的食物抗原（如结构上类似于花粉的新鲜水果、蔬菜和坚果）时，可能发生交叉过敏反应。

【临床表现】

1. OAS 口咽部（唇、舌、上腭）和咽喉部的不适感觉多表现为舌部麻木、运动不灵敏、蚁走感、疼痛、肿胀或者痒感，上唇和（或）下唇的肿胀等。

2. 婴儿 OAS 表现：① 小婴儿可表现为口水多，出现"口水疹"。② 婴儿环咽肌痉挛多与牛奶蛋白过敏有关，这种环咽肌运动紊乱是由于咽部肌肉和（或）食管上段括约肌不同步收缩所致，主要临床表现为吞咽障碍及误吸呛咳，导致肺部感染，这种婴儿常有营养不良、生长迟缓，呕吐严重可导致电解质紊乱。③ 有些婴儿还可表现为不吃奶，吃奶时晃头，吐出母亲乳头，不吸吮，夜间饥饿难耐，睡眠时才吸吮母乳。

3. 部分患儿进食大量过敏的食物可出现胃肠道症状，如腹痛、恶心、呕吐等。

4. 少数患儿可同时出现全身过敏症状，如荨麻疹、鼻炎、结膜炎、哮喘发作，甚至出现过敏性休克。

5. OAS 通常表现为慢性反复发作，患者通常可以明确地叙述自己有反复发作的病史。

【辅助检查】

1. 皮肤点刺试验（SPT）　用于检测 IgE 介导的变态反应，根据变应原及阳性对照液所致风团面积评定其反应级别，以排除对特定食物的致敏作用和可能共存的 IgE 介导的疾病。临床上可采用新鲜蔬菜和水果进行皮肤点刺试验，且优于血清特异性 IgE 抗体测定。

2. 血清特异性 IgE 检测　判断 IgE 介导的食物过敏情况，阴性结果不代表患儿不过敏，尤其是小婴儿，可以是假阴性。

3. 食物激发试验　食物激发试验采用新鲜食物舌下

给药方法。谨记：食物激发试验所用食物要用生食，熟食可出现假阴性情况。开始试验前需停用一切可影响激发试验结果的药物（如组胺、激素等）1～2周，并回避可疑致敏食物2～4周，待临床症状缓解后，逐步添加可疑致敏食物以激发症状出现。

【诊断要点】

1. OAS 的诊断主要依靠详细的病史。

2. 抗原特异性 IgE 检测。

3. 皮肤点刺试验。

4. 口服激发试验，OAS 诊断的金标准。

【鉴别诊断】

OAS 鉴别诊断包括如口腔烧灼综合征、血管性水肿、花粉症及其他口腔疾病。

【治疗要点】

1. 回避过敏食物是最主要的治疗手段，将水果或蔬菜煮熟或者削皮再吃，也可以避免此类现象的发生。

2. 抗组胺药物：6 个月以上症状较重患儿可以给予西替利嗪，1.25～2.5mg，每日 1 次；地氯雷他定，1.25～2.5mg，每日 1 次。

3. 对伴有全身症状如荨麻疹和血管神经性水肿者，可给予糖皮质激素治疗。

4. 当出现严重的喉头水肿、全身过敏反应甚至是过敏性休克时，应立即皮下应用肾上腺素，剂量同"儿童常用抗过敏反应药物"章节。

5. 抗 IgE 的单克隆人源化抗体可用于抵抗严重的食物过敏。

【预防】

预防 IgE 介导的食物过敏措施包括：①严格回避过

敏性食物；②及时处理过敏反应；③对患儿亲属进行健康教育，有效监测患儿的过敏反应；④诱导免疫耐受。

（郭　静）

第三节　嗜酸细胞性食管炎

嗜酸细胞性食管炎（eosinophilic esophagitis，EoE）是一种食管慢性免疫性炎症疾病，以食管嗜酸性粒细胞浸润为主要特征，常表现为吞咽困难、餐后恶心、呕吐、腹痛及腹泻，成人可出现体重下降，婴幼儿可出现生长迟缓。目前认为食管组织病理检查嗜酸性粒细胞计数 ≥ 15 个 /HP 有重大的诊断价值。临床上儿童 EoE 患者临床表现多样，缺乏特异性，容易被误诊漏诊。

【病因及发病机制】

EoE 的发病机制尚不明确，嗜酸性粒细胞浸润是主要的组织学特征，可能与遗传、免疫及环境等多种因素有关。普遍认为它是由 IgE 及非 IgE 联合介导的食物过敏反应，其中以非 IgE 反应占主导地位。许多细胞（如 T 淋巴细胞、巨噬细胞及嗜酸细胞等）及细胞因子（如 IL-5、IL-13）参与了此反应。

【临床表现】

1. 本病临床表现多样，易与胃食管反流病（GERD）相混淆，且与年龄密切相关。

2. 婴幼儿患者常表现易激惹、喂养困难或喂养不耐受、生长发育异常等。

3. 儿童患者常表现为反流、恶心、呕吐、反酸、上腹痛或胸痛、食欲缺乏、体重下降等，随年龄增长患儿可出现吞咽困难和食物嵌塞等症状。

4. 部分患儿同时合并有 IgE 介导的食物过敏、湿疹、过敏性鼻炎、支气管哮喘或有明确的家族过敏史。

【辅助检查】

(一) 实验室检查

1. 血常规 部分患者外周血嗜酸性粒细胞增高，但也有很多患者外周血嗜酸性粒细胞数及总 IgE 水平并不上升。

2. 变应原检测 患者一旦怀疑有 EoE，应积极寻找变应原。皮肤点刺试验(SPT)及特应性斑贴试验(APT)已分别用于基于 IgE 或非 IgE 的食物变应原的确定。外周血食物特异 IgE 抗体检测有一定的指导意义。

(二) 内镜检查

1. EoE 内镜下表现多种多样，典型的食管黏膜内镜下表现包括纵向裂隙、黏膜白斑或渗出、皱纸样黏膜、食管环、食管狭窄等，然而 EoE 患儿内镜下食管黏膜也可以表现为完全正常。

内镜活检术是内镜诊断 EoE 的主要手段，可判断 EoE 的严重程度及有无并发症，结合活检可与其他原因引起的食管炎及食管病变做鉴别。EoE 组织学特征：典型病理表现为食管上皮嗜酸性粒细胞浸润，其他病理表现为炎症细胞浸润、固有层纤维化、食管黏膜细胞膨胀或海绵层水肿，嗜酸微脓肿和基底层钉状增生。由于 EoE 是一种局灶性疾病，故活检时应多点取材。胃窦部及十二指肠亦需行活检术以排除其他疾病。目前多数共识及指南上均认为至少 1 处食管黏膜组织嗜酸性粒细胞计数 ≥ 15 个 /HP，且仅局限于食管，未累及胃及十二指肠，可考虑 EoE。

2. 本病无特异性 X 线表现，对表现为吞咽困难的患者，上消化道造影检查可发现是否存在食管狭窄，对儿童患者还可排除由解剖因素如旋转不良引起的呕吐。此外，该项检查还有助于提示进行内镜检查时选择不同口径的内镜及判断是否需进行食管扩张术。

3. 当内镜和病理检查仍无法区分胃食管反流病（GERD）和 EoE 时，24 小时食管 pH 监测可作为一种排除手段，其对明确有无酸反流原因引起的嗜酸性粒细胞增多具有重要的诊断价值，但食管测压检查的应用价值不大。

【诊断要点】

目前国际上最新的 EoE 诊断共识是 2013 年美国发表的诊治指南，包括：①食管功能紊乱相关的症状；②食管黏膜活检提示以嗜酸性粒细胞为主的炎症，其特征是嗜酸性粒细胞 ≥ 15 个 /HP；③黏膜嗜酸性粒细胞增多仅局限于食管；④ 排除食管嗜酸性粒细胞增多的继发原因，如嗜酸性胃肠炎、PPI 敏感性嗜酸性粒细胞增多、乳糜泻、克罗恩病等；⑤饮食回避、局部糖皮质激素治疗有效支持诊断，但非必需。国内本病报道较少，尚未制订统一的诊断共识。

【鉴别诊断】

1. GERD　GERD 很常见，但和食物关系不大，吞咽困难症状不明显，但常见烧心感，内镜下病变较弥散，主要在食管下段，罕见同心圆、纵行凹陷性犁状沟特征等，但发生膈疝的机会高，患者对 PPI 治疗有效，在组织学上，嗜酸性粒细胞数目小于 15 个 /HPF，无嗜酸细胞性微脓肿形成。黏膜固有层纤维化亦少见。

2. PPI 敏感性嗜酸性粒细胞增多　二者鉴别较困难，二者临床症状和内镜表现可以相似，临床上进行 8 周的

PPI 试验性治疗来排除上述疾病有一定的难度。

【治疗要点】

1. **饮食治疗** 儿童可进行游离氨基酸配方粉喂养 4～6 周，进行组织学评估，若组织学缓解，则可开始缓慢引入正常食物。无变应原结果时，可进行经验性回避饮食，牛奶、鸡蛋、大豆、花生、海鲜、小麦是目前文献中报道的较为常见的食物变应原。

2. **药物治疗**

（1）糖皮质激素：糖皮质激素可有效缓解 EoE 患儿临床症状，改善组织病理学及食管纤维化和重塑。临床上可分为局部激素治疗和全身激素治疗。目前局部激素治疗常用的为吞咽吸入性激素，如丙酸倍氯米松、丙酸氟替卡松及布地奈德制剂。氟替卡松常用剂量：儿童 88～440μg/d，青少年 440～880μg/d，每日 2～4 次；布地奈德常用剂量儿童 1mg/d，青少年 2mg/d，每日 2 次。

（2）PPI：PPI 不仅可以起到抑酸作用，也可以抑制 Th2 免疫反应，而减轻 EoE 患者临床症状。可选用奥美拉唑、埃索美拉唑等 PPI 制剂。每次 1mg/kg（≤40mg），每日 2 次。

（3）白三烯抑制剂：孟鲁司特同糖皮质激素相比不良反应少，且有一定的缓解率，可以尝试应用。

（4）免疫抑制剂：对于一些激素治疗无效的患者，可考虑应用硫唑嘌呤、6-巯基嘌呤等免疫抑制剂治疗。目前关于免疫抑制剂应用治疗儿童 EoE 的报道较少，需待更多临床验证。

（5）生物制剂：IL-5 抗体可以有效降低嗜酸性粒细胞及肥大细胞水平，儿童尚未有应用经验。

3. **食管扩张术** 对于已经发生纤维化及食管重塑的

患儿内科药物往往效果不佳。食管扩张术是一种相对安全有效的方法，可以迅速缓解患者吞咽困难的症状。少数患者治疗后复发，可能需要多次扩张。

【预后】

儿童时期及时的诊断及治疗可减少成年期食管纤维化、食管狭窄的发生率，改善本病的预后。

【预防】

当患儿出现 EoE 相关的临床症状，应积极查找变应原，回避变应原，减少刺激。积极完善内镜检查，及早诊断，及时治疗。

（郭　静）

第四节　嗜酸细胞性胃肠炎

嗜酸细胞性胃肠炎（eosinophilic gastroenteritis，EG）是一种免疫或食物抗原共同介导的胃肠道嗜酸细胞浸润为特点的炎症性疾病，可伴有外周血中嗜酸性粒细胞增高。流行病学研究显示，EG 在各年龄段均可发病，多见于 30 ～ 50 岁，男女比例约为 1.2 ∶ 1。

【病因及发病机制】

目前 EG 的病因及发病机制尚不明确，普遍认为由于内源性或外源性致敏物质刺激嗜酸性粒细胞产生抗原抗体复合物反应，致使肥大细胞脱颗粒，释放组胺、趋化因子及细胞因子等物质，引起相应的临床症状。

【临床表现】

EG 临床表现多样，缺乏特异性，根据其浸润深度，临床分为三型，以下三型可单独或混合出现。

1.黏膜病变型　此型较多见，主要表现为反复发作的腹痛，以中上腹为主，伴有恶心、呕吐、腹泻和体重减轻，症状往往有周期性发作和自发性缓解的特点，广泛病变时可出现蛋白丢失性肠病、小肠吸收不良、贫血和生长发育迟缓等全身症状。

2. **肌层病变型** 较少见，主要表现为恶心、呕吐、腹痛和腹胀等幽门梗阻或肠梗阻症状，部分患者可并发肠套叠。

3. **浆膜病变型** 较罕见，患者可表现为嗜酸细胞性胸、腹腔积液，积液中可见大量嗜酸性粒细胞。

【**辅助检查**】

（一）**实验室检查**

外周血、骨髓和腹水中嗜酸性粒细胞可升高，血清 IgE 多会增高，红细胞沉降率增快，常合并缺铁性贫血，大便隐血阳性，血清白蛋白多因胃肠道病变丢失而降低。

（二）**影像学检查**

1. **消化道造影** 根据浸润深度，可表现为食管、幽门、肠道等部位狭窄及黏膜改变，如肠壁增厚、幽门梗阻、结节样充盈缺损、蠕动消失、胃窦或小肠狭窄等。

2. **腹部 B 超或 CT** 可提示非特异性胃肠壁增厚、腹腔内淋巴结肿大及腹水等。

（三）**内镜和组织病理学检查**

部分患者内镜下可表现正常，较常见的胃十二指肠异常表现为黏膜红斑，其他表现包括黏膜充血、水肿、糜烂、结节、溃疡等改变，胃窦部位皱襞增大，并有鹅卵石样结节或息肉，胃窦和幽门壁僵硬、狭窄，空肠肠壁增厚、肠管扭曲，病理组织学检查见大量嗜酸细胞浸润,需要注意的是黏膜组织活检至少需采集 6 个活检标本以上才能提高确诊率。

【诊断要点】

目前多采用 Talley 等提出的标准。

1. 有典型的腹痛、腹泻、呕吐和腹胀等胃肠道症状和体征。

2. 胃肠道黏膜组织活检应在病变部位多点活检标本至少 6 块,每高倍视野嗜酸性粒细胞计数 > 20 个有助于诊断。

3. 需排除寄生虫感染和消化道以外的嗜酸性粒细胞增多性疾病。

【鉴别诊断】

1. **嗜酸性粒细胞增多症** 多累及多个系统,单一消化道受侵犯者罕见,根据所累及的组织器官不同,临床症状表现不一,可表现为发热、皮疹、乏力、咳嗽、气短、肌肉酸痛或腹泻等,体格检查可发现皮疹、淋巴结肿大、肝脾大、肺内啰音、腹部压痛或神经系统异常等,外周血嗜酸性粒细胞绝对值计数增高 > 1.5×10^9/L,并至少持续 6 个月。

2. **肠道寄生虫感染** 也可引起各种非特异性消化道系统症状,同时出现外周血嗜酸性粒细胞增多,反复检查粪便虫卵可以鉴别。

3. **嗜酸性肉芽肿** 主要发生在胃、大小肠,呈局限性包块,外周血嗜酸性粒细胞一般不升高,病理学特点为嗜酸性肉芽肿混于结缔组织基质中。

【治疗要点】

1. **饮食治疗** ①回避饮食:饮食中剔除过敏食物,无明确过敏食物时,采取经验性饮食剔除疗法,如回避牛奶、大豆、小麦、鸡蛋、花生、树木坚果和鱼或贝类等容易引起过敏的食物。②要素饮食：旨在去除所有存在过敏蛋白的饮食，如氨基酸配方粉，但由于其口味差、费用高，限制了其在儿童中的长期应用。

2. **药物治疗** ①糖皮质激素：常用泼尼松 0.5 ～ 1mg/（kg·d）口服，通常服药 2 ～ 14 天后症状明显缓解，服用 2 ～ 4 周后逐渐减量，一般疗程为 6 ～ 8 周，如病情严重出现肠梗阻等并发症时，可静脉用甲泼尼龙琥珀酸钠 1 ～ 2mg/（kg·d），对于激素依赖型患者在激素减量或停止后复发，需要恢复初始剂量，并以最小需要量长期维持。②白三烯受体拮抗剂：孟鲁司特钠，常用于糖皮质激素诱导后的维持治疗。③硫唑嘌呤：多用于激素耐药或者激素依赖患者，常用剂量为 2 ～ 2.5mg/（kg·d）。④酮替芬：长期应用激素疗效不明显的患者可加用酮替芬，每日 0.5 ～ 1.0mg 口服，每日 1 ～ 2 次。⑤其他治疗：包括质子泵抑制剂，可改善十二指肠嗜酸性粒细胞浸润程度。

3. **手术** 胃肠道狭窄时，可行内镜引导下扩张治疗。外科手术适用于症状重、内科治疗不能缓解、肠穿孔、肠套叠、肠梗阻等情况。手术不能完全切除受浸润的部位，容易复发，术后仍需内科治疗。

【预后】

本病对糖皮质激素治疗反应好，多数预后较好，部分患者可能反复发作。

【预防】

本病是一种自限性变态反应性疾病，无有效预防措施，早期诊断是本病防治的关键。

（叶晓琳）

第五节　食物蛋白诱导
小肠结肠炎综合征

食物蛋白诱导小肠结肠炎综合征（food protein-induced enterocolitis syndrome，FPIES）是由非 IgE 介导的胃肠道食物变态反应，主要累及婴幼儿，流行病学统计在儿童过敏门诊病例中，FPIES 的发病率约为 1%，男性相对高发。

【病因及发病机制】

FPIES 的发病机制尚不明确，目前研究认为抗原特异性 T 细胞、抗体和细胞因子共同参与导致疾病发生，摄入食物抗原后诱发局部的炎症反应，导致肠黏膜通透性升高和肠腔内液体渗出增多。最常见的致敏食物是牛奶和大豆，其次为燕麦、大麦、鸡肉、蛋清、鱼肉、花生和牛肉等。

【临床表现】

FPIES 的临床表现和疾病的轻重程度主要取决于食物变应原的暴露剂量和暴露频率。

1. **急性期**　间断暴露于致敏食物后出现症状，呕吐通常在进食 1～4 小时发作，表现为严重的喷射性呕吐、嗜睡及皮肤苍白等症状，腹泻通常在摄入致敏食物后 2～10 小时发生，若病变累及结肠则表现为血便，否则更多表现为水样便，严重者可由于重度脱水进而导致低血容量性休克，通常在回避致敏食物 24 小时内症状缓解，大多数急性 FPIES 患儿发病间期一切正常，生长发育不受影响。

2. **慢性期**　通常在规律或反复进食致敏食物后发病，表现为间歇性发作但逐渐加重的呕吐和腹泻症状，可合并脱水和代谢性酸中毒表现,严重病例可出现贫血、低蛋白血症及发育迟缓,回避致敏食物一段时间后症状通常缓解,但若再次进食致敏食物,会引起急性症状的发生,是本病特异性临床表现,据此可以与食物蛋白诱导性肠病、乳糜泻或嗜酸细胞性胃肠炎等疾病相鉴别。

【辅助检查】

(一)实验室检查

1.**血液检查** 急性期患者可表现为外周血白细胞计数升高伴核左移,以中性粒细胞升高为主,伴有血小板数目的增加,重症患者常合并代谢性酸中毒和高铁血红蛋白血症。慢性 FPIES 患者,实验室检查可显示低白蛋白血症、贫血、白细胞计数增加伴核左移和嗜酸性粒细胞增多。此外,虽然 FPIES 是非 IgE 介导的食物过敏性疾病,但临床通常将血清食物特异性 IgE 检测作为评估的一部分,以排除对特定食物的致敏作用和可能共存的 IgE 介导的疾病。

2.**粪便检查** FPIES 患者粪便检查结果多为非特异性的,伴腹泻的急性 FPIES 患者的粪便中白细胞、嗜酸性粒细胞及糖类含量增加,大便隐血可阳性。

(二)影像学检查

本病无特异性影像学检查,慢性 FPIES 患儿其胃肠道影像学检查结果可有气液平、直肠和乙状结肠非特异性的狭窄和指压征、十二指肠和空肠的环形皱襞增厚及肠腔内液体增多。

(三)内镜检查

内镜下表现为黏膜损伤、直肠溃疡和出血。病理检查显示不同程度的绒毛萎缩、组织水肿、隐窝脓肿,以及炎症细胞浸润。需要注意的是内镜检查和病理活检并不常规进行，对于临床表现异常严重或基于氨基酸的配方食品喂养后症状仍不缓解的病例，可进行上述两种检查，以排除胃肠道其他病变。

【诊断要点】

诊断主要依赖于典型的临床表现，以及回避可疑食物蛋白后病情得到缓解，有时则需进行食物激发试验（OFC）确诊或确定致敏食物。

1. **急性 FPIES 诊断**　FPIES 的诊断需要患者符合主要标准及 3 条以上次要标准。如果仅有一次发作，则需进行 OFC 以明确诊断。

（1）主要标准：在进食可疑食物后 1 ～ 4 小时出现呕吐，不伴有经典的 IgE 介导过敏反应的皮肤症状或呼吸道症状。

（2）次要标准：①再次进食同样的食物后，出现第 2 次或反复多次同样的呕吐症状；②在进食另外一种食物后，1 ～ 4 小时也出现反复呕吐；③发病时有重度嗜睡；④发病时伴有明显皮肤苍白；⑤发病时需要去急诊就诊；⑥发病时需要静脉补液支持；⑦进食后 24 小时内出现腹泻（通常为 5 ～ 10 小时）；⑧低血压；⑨低体温。

2. **慢性 FPIES 诊断**　主要依赖于典型的临床表现，以及回避可疑的食物蛋白后病情得到缓解，而当再次进食过敏食物时，引起急性症状再发，即 1 ～ 4 小时呕吐，24 小时内腹泻（通常为 5 ～ 10 小时），确诊需行 OFC，否则慢性 FPIES 的诊断仍然是推断性的。

【鉴别诊断】

1. **感染性腹泻**　无明确食物诱因，多有前驱感染病史，急性起病，可伴有高热、呕吐等症状，针对病原有效治疗腹泻可好转，行便常规及便培养可明确鉴别。需要注意的是，典型 FPIES 急性反应会在数小时后完全缓解，而感染性腹泻则通常会持续数天时间。

2. **乳糖不耐受** 在进食液态奶和大剂量含乳糖乳制品以后，可出现呕吐、腹胀、肠绞痛及腹泻等症状，大便次数增多呈水样便或者泡沫便，甚至蛋花汤样便，主要以消化道症状为主，不合并皮肤或呼吸道症状，查体多可闻及亢进的肠鸣音，乳糖氢呼气试验和乳糖耐量试验可协助诊断。

【治疗要点】

本病的治疗要点主要是回避致敏食物和针对意外摄入所致急性过敏发生的紧急治疗。

1. 回避致敏食物，对于母乳喂养婴儿，母亲饮食中应完全回避致敏食物，牛奶蛋白过敏给予完全氨基酸配方粉或深度水解配方粉进行治疗。值得注意的是牛奶或豆奶过敏性的 FPIES 患儿对固态食物过敏的风险也可能增高，最常见的是大米或燕麦。目前不推荐因为患 FPIES 而将添加辅食的时间推迟至 6 月龄之后，建议于 6 月龄时适当添加辅食：从水果蔬菜开始，再序贯添加其他辅食，如红肉和谷物。

2. 药物治疗：轻中度急性 FPIES 在家中口服补液即可缓解，严重 FPIES 治疗需要进行积极的液体复苏（如 10～20ml/kg 生理盐水）维持血流动力学稳定，静脉滴注甲泼尼龙 1mg/kg，最大剂量每次 60～80mg 可有效减轻炎症反应，吸氧、机械通气或无创正压通气治疗呼吸功能不全或呼吸衰竭，加用血管活性药物治疗低血压，碳酸氢钠纠正酸中毒及用亚甲蓝治疗高铁血红蛋白血症，通常不推荐肾上腺素常规用于 FPIES 急救，若患者并发 IgE 介导的过敏反应并且有发生食物诱发严重过敏反应的风险，可酌情应用。

【预后】

本病预后大都良好，对于牛奶 FPIES 的患儿 1 岁左右可缓解，但对于其他食物如鱼肉、鸡肉或大米等过敏，将持续至幼儿期，3 岁以前 90% 患儿可缓解。

【预防】

本病的主要预防措施为回避致敏食物，寻找营养充足、安全可靠的替代品以满足患儿的营养需求，规律监测 FPIES 患儿的生长发育情况。

（叶晓琳）

第六节　食物蛋白诱导直肠结肠炎

食物蛋白诱导直肠结肠炎是由外源性食物蛋白引起的，多数为非 IgE 介导的直肠、乙状结肠炎性改变的过敏性胃肠道疾病。发病年龄为出生后数天到 6 个月内婴儿，约 60% 为母乳喂养，常见临床表现为腹泻，可为黏液便、水样便等，血便可为大便中带血丝，也可为鲜血便。患儿一般无明显生长发育障碍，体重无减轻，腹部触诊无明显阳性体征。

【病因及发病机制】

1. 婴儿肠道屏障发育不成熟，肠道通透性高，变应原易通过黏膜细胞进入血液引起过敏。

2. 口服不耐受，肠道黏膜免疫系统能够抵御外界有害的病原微生物，并对进入机体的蛋白质抗原不产生特异性抗体，称为口服耐受。当免疫功能发育不成熟或受到破坏，就可能发生食物过敏。

3. 肠道菌群失调，肠道菌群的异常导致肠道内 Th1/Th2 细胞免疫应答失衡，是引起食物过敏的重要因素。

4. Ⅰ、Ⅲ、Ⅳ型变态反应可能均在过敏性结肠炎中起到作用，其中嗜酸性粒细胞是主要的效应细胞。

5. 遗传因素：父母双方或任何一方有过敏史者，其婴儿患病风险明显高于其他婴儿。

【临床表现】

1. 起病以 6 个月以内的婴儿较多见，母乳喂养或人工喂养均可发病。

2. 患儿多表现为迁延性腹泻及慢性腹泻，大便性状多样，可以为水样便、糊状便、黏液便等。

3. 便血，大便可见鲜血丝或鲜血便。

4. 少数患儿可出现贫血、低蛋白血症及营养不良等。

5. 皮肤可见湿疹。

6. 部分患儿有明确家族过敏史。

【辅助检查】

（一）实验室检查

1. 血常规一般无明显异常，部分患儿贫血，可出现嗜酸性粒细胞比例增高。

2. 总 IgE 可以增高或正常。

3. 变应原检测一般无确诊价值。

4. 凝血功能检测正常。

5. 便常规可见红细胞或大便隐血阳性。

（二）影像学检查

腹部彩超用于除外肠套叠等外科急腹症。

【诊断要点】

1. 病史，包括进食史、过敏史、家族史。

2. 临床表现和体征，反复腹泻，大便带血，皮肤湿疹，生长发育正常，无明显阳性体征。

3. 没有明确的生物标志物可佐以诊断过敏的发生。

4. 食物回避试验及激发试验（为诊断金标准）。

5. 对于直肠出血患儿，给予母亲回避饮食和（或）氨基酸配方粉喂养症状未见好转者，可行结肠镜及病理检查。

【鉴别诊断】

1. **食物蛋白诱导性肠病** 常见于婴儿，是一种自身免疫病，临床以慢性腹泻、生长发育障碍为特点，一般病情较重。

2. **食物蛋白诱导小肠结肠炎综合征** 多数为非 IgE 介导的过敏反应，主要发生于牛奶、大豆喂养婴幼儿，母乳喂养患儿很少发生。其临床表现为呕吐、腹泻，很少引起生长发育落后。

3. **嗜酸性粒细胞性胃肠炎** 临床表现为吞咽困难、呕吐、食物反流、低蛋白血症、生长发育落后等。病理可见嗜酸性粒细胞浸润 ≥ 20 个 /HP，外周血嗜酸性粒细胞数增多。

4. **溃疡性结肠炎** 临床表现为反复发作的腹泻、黏液脓血便、腹痛，多见于成年人，也可见于儿童。通过肠镜多可鉴别。

【治疗要点】

过敏性直肠结肠炎最主要的治疗手段是食物回避。

1. 母乳喂养患儿不用停母乳喂养，待母亲回避可疑过敏食物 2 周后再评估，若症状完全或明显缓解，可以再添加其他食物；若症状未缓解或加重，则停母乳，予以氨基酸配方粉喂养。继续母乳喂养者，母亲注意补钙治疗。

2. 人工喂养患儿应根据患儿过敏的情况，给予氨基酸配方粉或深度水解蛋白配方粉喂养，疗程至少6～9个月，或至患儿1岁。

3. 白三烯抑制剂（孟鲁司特钠）、肥大细胞膜保护剂（色甘酸）、抗组胺（赛庚啶）等对嗜酸性粒细胞肠病有效。

【预后】

本病早期诊断并给予合理饮食回避，预后好，不影响患儿正常生长发育。

【预防】

1. 有过敏性家族史的患儿尽量选择母乳喂养，并且母亲应该回避可疑过敏食物。

2. 胃肠道功能发育不良儿童可给予深度水解蛋白配方粉开奶，有过敏风险的婴儿（如父母明确过敏或哥哥、姐姐是过敏儿童）可给予部分水解配方粉开奶。

（滕　旭）

第七节　食物蛋白诱导肠病

食物蛋白诱导肠病，也称过敏性肠病，是一种影响小肠的非 IgE 介导的食物过敏，在婴儿期表现为慢性腹泻、呕吐和生长发育不良。确切的患病率尚不清楚，预后良好，大多数患儿2～9个月起病，3岁左右可好转。

【病因及发病机制】

1. 病因　通常发生在配方奶喂养儿，牛奶蛋白是首要变应原，其次是大豆、鸡蛋和麦麸，鱼、鸡和米等也可引起该病。

2. 发病机制　发病机制不清，主要累及小肠。一般认为是由食物蛋白引起、由非 IgE 介导的免疫反应，组织病理学和免疫学研究提示小肠黏膜损伤可能是由细胞免疫介导的（T 细胞机制）。

【临床表现】

1. 慢性呕吐及慢性腹泻、腹痛，极少出现血便。

2. 生长发育障碍，消瘦。

3. 低蛋白血症、水肿、贫血等。

【辅助检查】

（一）实验室检查

1. 血常规：部分患儿会出现外周血嗜酸性粒细胞升高，中度缺铁性贫血。

2. 生化检查：低蛋白血症、维生素 K 缺乏等。

3. SPT 和 sIgE 呈阴性结果。

（二）组织病理检查

1. 小肠活检对诊断及随访有帮助。

2. 内镜显示小肠绒毛扁平、萎缩、肠壁水肿；组织学检查显示隐窝增生、绒毛萎缩、上皮内淋巴细胞增多。有些患儿表现为被激活的固有层 $CD4^+$ 细胞和上皮间 $CD8^+$ 细胞增多。

【诊断要点】

1. 详细询问膳食史和过敏史

（1）家长记录患儿饮食日记（母乳喂养的婴幼儿还需要记录母亲的每日饮食）。

（2）明确食物过敏与消化道症状之间的关系。

2. 食物激发试验（oral food challenge，OFC）：是食物过敏诊断的主要方法，通过回避可疑食物 2 ～ 4 周，症状缓解后，逐步添加可疑食物激发症状出现的方法，观察食物与临床症状之间的相关性。

（1）双盲安慰剂对照食物激发试验（为诊断的金标准）。

（2）单盲食物激发试验。

（3）开放性食物激发试验：为目前临床多采用的方法。

3. 症状

（1）多在1岁内出现，摄入可疑食物数小时或数天后出现呕吐及慢性腹泻、腹痛，可合并脂肪泻和乳糖不耐受，极少出现血便；回避变应原后，症状可以明显改善，再次暴露很少引起急性反应。

（2）常出现吸收不良综合征表现，影响体重和身高，其中对体重的影响更大。

（3）部分患儿可出现蛋白丢失性肠病表现，如低蛋白血症、水肿、贫血等。

（4）3岁左右可好转，小肠损伤不会进展。

4. 体征

（1）生长不良，体重减轻，贫血貌，水肿。

（2）腹痛，腹胀。

5. 实验室及组织病理检查可提供参考。

【鉴别诊断】

1. *乳糖不耐受* 食物激发试验阴性，多不伴有生长发育障碍及吸收不良综合征。

2. *乳糜泻* 血清抗体 AGA、EMA、tTG 阳性，*HLA-DQ2/DQ8* 基因阳性；肠镜及病理呈特征性改变，需终身去麸质饮食。

3. *炎症性肠病* 慢性、反复发作，病程呈进展性，肠镜及病理呈特征性改变。

【治疗要点】

1. 回避过敏食物是最主要的治疗手段

（1）回避牛奶、大豆、鸡蛋、鱼、鸡和米等过敏食物。

（2）牛奶蛋白过敏的患儿可给予深度水解蛋白配方粉或氨基酸配方粉营养替代治疗，喂养 6 个月或至患儿 9～12 月龄。

2. 对症处理　纠正贫血、低蛋白血症及维生素缺乏症，保证正常营养供给，维持正常生长发育。

【预后】

预后较好，回避牛奶及过敏食物后 1～3 周好转，患儿在 3 岁左右症状可逐渐消失。

（许玲芬）

第八节　乳　糜　泻

乳糜泻（celiac disease，CD）是一种慢性免疫介导性肠病，由遗传易感性个体摄入膳食谷蛋白引起。非 IgE 介导，以相应临床表现、血清特异性抗体、人类白细胞抗原（HLA）基因表型为特点。以往流行病学研究显示 CD 只发生在欧洲及北美洲的高加索人种，是一种相当少见的疾病，近年研究显示 CD 是全球普遍性疾病，发病率 0.3%～3%，我国上海、南京、北京等地也陆续出现儿童 CD 研究报道，表明 CD 在中国并不罕见。

【病因及发病机制】

1. 麸质蛋白是 CD 的致病因素。

2. HLA Ⅱ型基因 *HLA-DQ2* 和 *HLA-DQ8* 是 CD 的易感基因。

3. CD 患者对麦胶蛋白的免疫应答是先天性免疫和适应性免疫共同作用的结果，它们共同促进肠道炎症环境、大量上皮内淋巴细胞浸润和特征性绒毛萎缩、隐窝增生。

4. 环境因素，如肠道微生物、轮状病毒感染、分娩方式、摄入麸质时间及母乳喂养等在 CD 发病机制中可能有一定影响。

【临床表现】

1. 消化道表现：2 岁以内婴幼儿以消化道症状为主，典型表现为慢性腹痛、腹泻、腹胀、脂肪泻、便秘、体重减轻、营养不良等消化道症状；年长儿及成年人的 CD 消化道症状可能被误认为肠易激综合征。

2. 消化道外表现：部分患儿的消化道症状不明显，仅表现为消化道外症状。年长儿可见缺铁性贫血、疱疹性皮炎、口腔溃疡、牙釉质不全、叶酸缺乏症、肝功能异常、骨质疏松、自身免疫病（甲状腺炎、1 型糖尿病等）等；周围神经病变、癫痫、共济失调、认知功能障碍等在儿童 CD 中发病率更高，39% 的 CD 患儿周围神经病变诊断要先于 CD 的诊断。

3. 无症状 CD：无症状 CD 患者，即有典型的肠道损伤但没有临床症状，常因遗传风险或 CD 相关疾病进行筛查得而确诊。

4. 有些患儿可出现暴发性水样便、腹胀、脱水、电解质紊乱，甚至出现昏迷，称为乳糜泻危象。

5. 疾病发生与摄入麦胶蛋白（小麦、大麦、黑麦、燕麦）等有关。

【辅助检查】

（一）实验室检查

1. 血清抗体检测　是筛查和诊断 CD 的基本手段。

（1）自身抗体：用于 CD 确诊。①抗肌内膜抗体（EMA）；②抗组织转谷氨酰胺酶抗体（tTG）。

（2）靶向致病抗原麦胶蛋白的抗体：用于 CD 筛查。抗麦胶抗体（AGA）。

2. 基因检测　*HLA-DQ2* 和 *HLA-DQ8* 是引起 CD 发病的主要遗传因素，有超过 95% 的 CD 患者携带 *HLA-DQ2* 基因，其余携带 *HLA-DQ8* 基因。

（二）组织活检

CD 主要影响近端小肠黏膜，远端小肠黏膜损伤逐渐减轻。内镜下可见十二指肠黏膜皱襞扁平或呈扇形，数量、面积减少，十二指肠球颗粒样外观。组织活检以肠绒毛萎缩、隐窝腺泡增生、上皮内淋巴细胞增多为典型病理特征。

【诊断要点】

1. 典型消化道症状。

2. 血清抗体 AGA、EMA、tTG 阳性。

3. 检测到 *HLA-DQ2/DQ8* 基因。

4. 小肠镜检查黏膜损伤。

5. 去麸质饮食治疗有效。

满足以上 5 条中 4 条或未行基因检测时满足 4 条中的 3 条，即可诊断。世界胃肠病组织 2013 年指南：小肠活检结合血清学检测阳性是诊断 CD 的金标准。

【鉴别诊断】

1. 慢性肠炎或肠道感染。

2. 肠易激综合征。

3. 炎症性肠病。

4. 婴儿食物过敏。

5. 移植物抗宿主病。

6. 小肠慢性缺血。

7. 热带口炎性腹泻。

8. 免疫球蛋白缺陷及其他免疫缺陷性疾病。

【治疗要点】

1. 饮食治疗 严格、终身去麸质饮食（GFD）是治疗 CD 唯一有效的方法，约 70%CD 患者在开始 GFD 后 2 周内出现症状缓解，以高蛋白、高热量、低脂肪、无刺激性易消化的饮食为主。

2. 对症治疗及支持疗法 补充各种维生素 A、B 族维生素、维生素 C、维生素 D、维生素 K 及叶酸。纠正水、电解质平衡失调，必要时可输白蛋白或输血。

3. 应用肾上腺皮质激素 危重病例可静脉滴注 ACTH，或可口服泼尼松或泼尼松龙。无效者可用环孢素，有时能改善小肠吸收功能，缓解临床症状，但停药后常复发。

4. 免疫治疗 涉及抑制 T 细胞的活化或先天性 / 适应性免疫，目前只有两种药物进入 II 期临床试验阶段：ALV003（口服重组特异性麸质蛋白酶），可减少 6 周的麸质蛋白激发试验对小肠黏膜造成的损伤；Larazotide，为口服肽类，可调节小肠上皮的紧密连接，减轻患者的临床症状。

【预后】

CD 是终身炎症状态，影响多系统及器官，与多种自身免疫病相关，应定期监测相关指标，这在有症状和无症状患者中没有差别。

【预防】

目前血清学检测具有简便快捷、准确的优势，对高危人群进行相关筛查，早发现、早诊断、早治疗，可以减少淋巴瘤等恶性并发症，提高患者生活质量。定期监测有助于评估 GFD 进行情况及预防恶性并发症。

（许玲芬）

第九节 食物过敏与便秘

便秘可分为功能性便秘（FC）和器质性便秘，FC 在儿童便秘中约占 95%。便秘主要表现为排便次数减少、排便困难、大便失禁、腹痛等一系列症状。儿童 FC 在群体中的发病率为 4.73%。部分 FC 可能与食物过敏密切相关。但目前食物过敏所致便秘是通过 IgE 介导还是非 IgE 介导的变态反应仍有争议。

【病因及发病机制】

目前病因不完全清楚，可能与下列因素有关。

1. 肠动力功能障碍，肠内容物排出速度减慢。

2. 饮食结构不合理，从母乳到奶粉或牛乳的不恰当的过渡，低纤维饮食，粪便量过少。

3. 心理因素：包括不恰当的排便训练、兄弟姐妹不良的排便习惯、上学的冲突、父母因素、如厕恐惧、性虐待、抑郁或焦虑。

4. 家族性便秘，可能与遗传有关。

5. 直肠静息压增加和直肠黏膜表面黏液层的减少，使粪便排除困难。

【临床表现】

1. 排便次数减少、粪便干硬、排便困难（包括排便费力、排出困难、排便疼痛等）。

2. 粪便嵌顿时溢粪或大便失禁。

3. 严重者可出现排便时肛门疼痛或便血。

4. 部分患儿通过回避可疑食物后，症状好转，再次摄入同类食物后，出现症状。

5. 部分患儿有明确家族过敏史。

【辅助检查】

（一）实验室检查

1. 肛管直肠测压 可测定不同状态下的肛门括约肌收缩情况，并可反映直肠的感觉功能及排便的协调性。

2. 直肠指检 可用于检测肛门括约肌的张力及检测粪便的质量。

3. 结肠镜检查 是目前了解肠道病变最直观、准确的方法。用于出现便血、贫血症状及不明原因体重下降的患儿。

4. 皮肤点刺试验 阳性反应或血清特异性 IgE 阳性。

（二）影像学检查

1. 腹部平片 是检查结肠或直肠粪便潴留程度最简便的方法。

2. 钡剂灌肠 可检查结肠病变。

【诊断要点】

病史，包括进食史、过敏史、家族史非常重要。部分患儿可出现饮食回避/激发试验阳性。

1. 诊断 FC 年龄≤4 岁的儿童至少符合以下 2 条，持续时间达 1 个月。

（1）每周排便 2 次或少于 2 次。

（2）大量粪便潴留史。

（3）有排便疼痛和排便费力史。

（4）有大块粪便史。

（5）直肠内存在有大量粪便团块。

2. 对于接受排便训练的儿童,以下条件也作为选项。

(1) 排便训练后每周至少出现 1 次大便失禁。

(2) 大块粪便曾堵塞抽水马桶。

3. 年龄≥ 4 岁的儿童至少符合以下 2 条,持续时间达 1 个月。

(1) 每周排便次数≤ 2 次(≥ 4 岁儿童)。

(2) 每周至少出现 1 次大便失禁。

(3) 有便意时采取双腿直立或交叉,努力克制排便姿势或过度克制排便病史。

(4) 有排便疼痛或困难史。

(5) 直肠内存在大粪块。

(6) 大块粪便曾堵塞抽水马桶。

【鉴别诊断】

1. 婴儿排便困难,多由于腹腔压力的增高与盆底肌肉松弛的不协调所导致,多见于 1 个月左右的小婴儿,每次排便前或排便时有尖叫、哭闹表现,3 ~ 4 天排便 1 次,有时甚至可能 10 余天才排便,但排出的大便均为软便。

2. 器质性便秘,应注意报警症状,如足月新生儿胎粪排出时间 > 48 小时、便秘在出生后第一个月就开始出现、有先天性巨结肠家族史、生长迟缓、胆汁性呕吐、严重的腹胀、甲状腺功能异常等。

【治疗要点】

1. 家庭教育,使家长相信婴幼儿功能性便秘不是疾病,可安全有效治疗,但需要一定时间。

2. 让家长了解婴幼儿生长发育特点,停止幼儿期排便训练直至排便疼痛的恐惧消失,对 27 月龄前幼儿进行排便训练无益。合理饮食,侧重于膳食纤维的摄入,可按照 0.5g/（kg•d）摄入。

3. 及时解除直肠内粪便嵌塞，每日服用非刺激性泻剂（如聚乙二醇 4000、乳果糖），逐渐软化粪便直至粪块排出。维持治疗时药物尽量持续 2 个月以上，并且至少规律排便 1 个月后才考虑停药。

4. 注意对可疑过敏食物的甄别，及时回避过敏食物。

【预后】

通过心理指导、行为训练、协助排便、药物治疗与长期随访，便秘预后一般较好。

【预防】

1. 有家族过敏史者，应注意早期回避可疑过敏食物。

2. 添加辅食时应注意合理添加纤维素类食物。

（滕　旭）

第十节　乳糖不耐受与食物过敏

食物过敏是由免疫机制介导的食物不良反应，其中牛奶蛋白过敏（cow milk protein allergy，CMPA）多见于婴幼儿，为牛奶蛋白引起的异常或过强的免疫反应，可由 IgE 介导、非 IgE 介导或两者混合介导。因诊断方法及流行病学调查设计不同，CMPA 患病率报道不一，为 2% ～ 7.5%。CMPA 症状无特异性，常可累及多器官系统，如皮肤、胃肠道及呼吸系统等，甚至可发生严重过敏反应。

乳糖是双糖，主要存在于母乳及其他乳制品中，在体内，乳糖在乳糖酶的作用下，分解为葡萄糖和半乳糖，迅速在小肠内吸收、运转。如果乳糖酶缺乏，乳糖的消化吸收发生障碍，导致腹痛、腹泻、腹胀及肠鸣等症状。

这种由于乳糖酶的缺乏而引起的临床症状，称为乳糖不耐受，在婴儿腹泻中占 30% ～ 60%。

【病因及发病机制】

1. CMPA　牛奶蛋白进入机体后，机体产生异常免疫反应，导致机体生理功能紊乱 / 组织损伤，进而引发一系列临床症状。

2. 乳糖不耐受　分为 4 种类型。①原发性乳糖不耐受：由于乳糖酶基因表达降低。②继发性乳糖不耐受：多继发于腹泻、炎症性肠病、手术及药物损伤等。③先天性乳糖酶缺乏：较罕见，为常染色体隐性基因病。④发育型乳糖不耐受：肠道发育不成熟，多见早产儿。

【临床表现】

1. CMPA　症状多样，通常无特异性，最常累及消化道、皮肤黏膜和呼吸道。根据临床表现可将 CMPA 分为轻 - 中度和重度。具有一种或多种下列症状为轻 - 中度 CMPA。①胃肠道：反复反流、呕吐、腹泻、便秘（伴或不伴肛周皮疹）、便血。②皮肤：湿疹样表现、红斑、风团、血管性水肿。③呼吸系统：非感染性流涕、慢性咳嗽及喘息。④一般情况：持续肠痉挛（≥每日 3 小时，每周 3 次，持续≥ 3 周）。

具有一种或多种下列症状为重度 CMPA。①胃肠道：由于拒食、腹泻、呕吐或反流造成生长障碍、中到大量的便血造成血红蛋白下降、蛋白丢失性肠病、内镜或组织学证实的肠病或溃疡性结肠炎。②皮肤：严重渗出性湿疹样表现伴有生长障碍、低蛋白血症或缺铁性贫血。③呼吸系统：伴有呼吸困难的急性喉头水肿或支气管阻塞，海纳综合征。④严重过敏反应：症状进展迅速、累及两个以上器官系统，尤其是心血管系统，出现如血压下降及心律失常等表现，甚至过敏性休克。

2. 乳糖不耐受　临床表现多于喂奶后，立即出现腹痛、腹泻及腹胀，伴有呕吐，婴幼儿因肠内容物通过肠道时间较短，症状以腹泻为主，粪便为水样便，有泡沫及酸臭味，腹泻次数每天 3～4 次至 10 余次不等，病程较长者，可出现肛周皮肤发红及糜烂，脱水及电解质紊乱，生长发育停滞及营养不良，食物中去除奶类后症状消失。年长儿及成人腹泻轻，以腹痛（有时为绞痛）、腹胀、腹部不适、肠鸣等症状为多见。

【辅助检查】

1. 当病史或临床资料提示 CMPA 可能时，需进一步检查以确定诊断。

（1）皮肤点刺试验：可采用新鲜牛奶或者商品化牛奶蛋白变应原提取液进行皮肤点刺，但新鲜牛奶点刺试验还存在标准化、感染等问题，需要谨慎对待。当阳性对照（组胺：10mg/ml）丘疹平均直径 d [（最长径＋与之垂直横径)/2] ≥ 3mm，当阴性对照（生理盐水）丘疹平均直径 < 3mm，牛奶蛋白抗原反应的丘疹平均直径较阴性对照大 3mm 为阳性。皮肤点刺试验阴性可基本排除 IgE 介导的 CMPA；阳性尚不能确诊，需排除假阳性以及致敏状态，皮肤点刺试验为体内试验，可能出现严重过敏反应，必须在具备急救设施的医院内在专科医师监督下操作。此外，皮肤点刺试验对非 IgE 介导的 CMPA（如牛奶蛋白诱导的肠炎、结肠炎等）不具诊断价值。

（2）血清牛奶蛋白特异性 IgE 抗体测定：为体外筛查试验。牛奶蛋白特异性 IgE 抗体阳性而无临床症状，考虑为临床致敏状态。随牛奶蛋白特异性 IgE 浓度增加，出现需治疗的症状概率亦增加，但确诊仍需口服牛奶激发试验。

（3）牛奶回避、口服激发试验：口服激发试验开始前应先进行牛奶回避试验。饮食中回避牛奶或奶制品 2 ~ 4 周，记录临床症状；若症状改善，考虑该儿童临床症状可能与 CMPA 有关，需口服牛奶激发试验确诊。口服牛奶激发试验包括激发试验和双盲安慰剂对照激发试验，后者是确诊的"金标准"。由于婴幼儿多表现为客观临床症状，基本不受心理因素影响，故可用开放激发试验确诊。激发试验时牛奶初始量以不能引起症状的小剂量开始，通常将 1 滴牛奶滴在嘴唇；激发量逐渐增加为 0.5、1.0、3.0、10、30、50、100、200ml。每次增量间隔时间应根据病史或怀疑的过敏类型来确定，一般为 20 ~ 30 分钟。激发过程中检测并记录相关症状，当激发试验诱发出症状，即可确诊牛奶蛋白过敏。若未能诱发出症状，医师应指导家长离院后继续观察儿童表现至少 72 小时，并仔细记录症状，以免漏诊迟发型 CMPA。口服牛奶激发试验费时、费力，家长与儿童的依从性差，且因存在一定风险，故须在具有急救设备的医院并由专业人员实施。对于曾发生过严重 CMPA 反应的患儿不宜进行激发试验。

2. 对于乳糖不耐受患儿，辅助检查手段主要有以下几种：

（1）测定粪便酸碱度：用 pH 试纸或试剂检查新鲜粪便标本，pH < 5.5 尤其在 4 ~ 4.5 时要考虑乳糖不耐受，但这不是该病的特异性检查。如近期有抗生素使用，其可抑制肠道菌群生长，糖酵解减少，pH 可以不降低。

（2）氢气呼吸试验：口服乳糖后用气相色谱仪测

定呼气氢是否增加而诊断，但婴幼儿无法配合，诊断率较低。

（3）用层析法测定粪便乳糖。

（4）小肠黏膜活检，做双糖酶活力测定及组织学检查。

【诊断要点】

对于两种疾病的诊断，病史询问是重中之重，注意牛奶摄入与临床表现的关系，包括症状出现的年龄、进食后症状出现的时间、症状是否均与进食牛奶有关、停食牛奶后症状是否有改善、最近一次出现症状的时间等。家长记录连续 2 周内的饮食日记可提供更为可靠的病史资料。此外，对于有牛奶蛋白过敏高风险的儿童应重点关注。目前认为牛奶蛋白过敏高危儿包括：本身具有特应质，或合并其他过敏性疾病，或具有过敏性疾病家族史者（如湿疹、哮喘、变应性鼻炎、其他食物过敏等）。可疑的病史和临床表现可为诊断提供线索。

【鉴别诊断】

乳糖不耐受与牛奶蛋白过敏的鉴别见表 5-1。

表 5-1　乳糖不耐受与牛奶蛋白过敏的鉴别

	乳糖不耐受	牛奶蛋白过敏
在婴儿腹泻中发生率	相对较高	相对较低
喂养方式	母乳多见	仅见于牛乳喂养儿
症状与摄入量关系	减少摄入量症状减轻或消失	微量奶即可产生典型症状，减奶量，症状仍不消失，须从饮食中彻底去除奶类
腹泻特点	水样便	黏液便和（或）血便
胃肠道外症状	少见	多伴有其他过敏症状

【治疗要点】

对于乳糖不耐受婴儿,应使用不含乳糖的奶粉喂养,可用去乳糖奶粉或米汤、豆汁加鸡蛋、鱼类或豆制品。先天性乳糖酶缺乏,终身禁用含乳糖食品。继发性乳糖酶缺乏症状明显改善后,可在食物中逐渐添加乳剂,以能耐受为度,避免一次食用过多,与其他食品同时食用,可减轻或消除症状。对于牛奶蛋白过敏的婴儿,应使用氨基酸配方粉或深度水解配方粉喂养。婴儿发生迁延性、慢性腹泻病应先分析其病因,如致病原因为乳糖不耐受、牛奶蛋白过敏者,根据具体情况给予合理的饮食干预是非常有效的方法。

【预后】

在回避变应原的基础上,轻中度牛奶蛋白过敏患儿改深度水解蛋白奶粉,重度牛奶蛋白过敏患儿改完全游离氨基酸配方粉可改善症状,6 个月后序贯治疗;随着年龄增长,免疫状态改变,85% ～ 90% 的 CMPA 患儿在 3 岁左右出现临床耐受。

儿童期乳糖不耐受多为继发性乳糖不耐受,治疗原发病的基础上改去乳糖奶粉喂养或加用乳糖酶 1 ～ 2 周,可痊愈。

（王　洋　吴　捷）

第6章

过敏相关呼吸系统疾病

第一节　儿童过敏性鼻炎

儿童过敏性鼻炎也称儿童变应性鼻炎（allergic rhinitis，AR），是指机体暴露于变应原后发生的，主要由免疫球蛋白E（IgE）介导的鼻黏膜非感染性炎性疾病，是儿童常见变态反应性疾病之一。不同地区患病率有很大差别，在我国的儿童AR患病率为15.79%（95% CI：15.13% ～ 16.45%），且逐年增高。儿童AR多见于学龄儿，婴幼儿也不少见。儿童AR对下呼吸道疾病（如支气管哮喘）的发生发展、严重程度均有重要影响。

【病因及发病机制】

儿童AR的发病机制与成人相同，包括速发相反应和迟发相反应。

1.速发相反应　Ⅰ型变态反应是机体针对环境变应原产生过量的特异性IgE而诱发的免疫及炎症反应。IgE介导的Ⅰ型变态反应是AR发病的核心机制。吸入物变应原可诱导特应性个体鼻腔局部和区域引流淋巴器官产生特异性IgE，与聚集在鼻黏膜的肥大细胞和嗜碱性粒细胞表面高亲和力IgE受体（FcεRⅠ）相结合；当机体再次接触相同变应原时，变应原与锚定在肥大细胞和嗜碱性粒细胞表面的IgE相结合，活化肥大细胞和嗜碱性粒细胞，导致组胺和白三烯等炎症介质释放；这些炎症介质可刺激鼻黏膜的感觉神经末梢和血管，兴奋副交感神经，导致鼻痒、打喷嚏、清水样涕等症状。

2. **迟发相反应** 组胺等炎症介质的释放还可诱导血管内皮细胞、上皮细胞等表达或分泌黏附分子、趋化因子及细胞因子等，募集和活化嗜酸性粒细胞及 Th2 淋巴细胞等免疫细胞，导致白三烯、前列腺素、血小板活化因子等炎症介质的进一步释放，Th2 免疫应答占优势，炎症反应得以持续和加重，鼻黏膜出现明显组织水肿导致鼻塞。

3. **AR 的发病与遗传和环境的相互作用有关** AR 具有基因易感性，染色体 2q12、5q31、6p21.3 和 11q13.5 等多个位点的单核苷酸多态性可能与 AR 和哮喘等过敏性疾病相关联；微生物菌群在过敏性疾病的发病中也起着重要作用。"卫生假说"认为由于环境卫生过于清洁使得生命早期暴露于细菌和病毒等微生物的机会减少，日后发生 AR 和哮喘等变应性疾病的风险增高。另外非 IgE 介导的炎症反应也参与了 AR 的发生发展。某些具有酶活性的变应原可以诱导上皮细胞产生细胞因子和趋化因子，促进 Th2 反应；或削弱上皮连接的紧密性，破坏上皮细胞屏障功能，促进树突状细胞与变应原的接触。组织重塑在 AR 发病中的机制目前尚不十分明确。

【临床表现】

1. **家族过敏史** 过敏性疾病家族史会增加儿童 AR 发生的风险，应积极询问家族史和典型的过敏史，结合临床表现和其他检测方法进行准确诊断。

2. **症状** 儿童 AR 症状与成人有很大的变异。典型儿童 AR 的症状包括：打喷嚏（通常是突然和剧烈的）、清水样涕（感染时为脓涕）、鼻痒（经常揉鼻子）和鼻塞（经口呼吸造成咽干、咽痛）。嗅觉下降或者消失、头晕、头痛、耳闷、眼睛发红发痒及流泪。合并感染时可有发热咳嗽、精神萎靡、烦躁不安，也可伴发中耳炎、鼻出血和关节痛等，较大儿童会有头痛现象。因鼻部不适，患儿常常会出现做鬼脸、挠耳朵、故意睁大眼睛等动作。长此以往，影响睡眠质量，导致正常的生物钟紊乱，严重还会对其他系统造成影响。

3. **体征** 发作时双侧鼻黏膜苍白、肿胀，下鼻甲水肿，鼻腔有多量水样分泌物。眼部体征主要为结膜充血、水肿，有时可见乳头样反应。儿童 AR 患者可出现特殊体征——"过敏性敬礼"（allergic salute）：指患儿为缓解鼻痒和使鼻腔通畅而用手掌或手指向上揉鼻的动作；"过敏性暗影"（allergic shiner）：指患儿下眼睑肿胀导致静脉回流障碍而出现的下睑暗影；"过敏性皱褶"（allergic crease）：指患儿经常向上揉搓鼻尖而在外鼻皮肤表面出现的横行皱纹。因鼻腔堵塞，导致患儿经常被迫用口呼吸，气流冲击硬腭，使硬腭变形、高拱，久而久之呈现过敏性鼻炎特殊面容。

【辅助检查】

（一）变应原检测

1. **皮肤试验** 变应原皮肤试验是确定 IgE 介导的 I 型变态反应的重要检查手段，称为变应原体内检测，主要方法包括皮肤点刺试验（skin prick test，SPT）和皮内试验。SPT 具有高敏感性和较高特异性，一般均在 80% 以上，因而对 AR 的诊断可提供有价值的证据，且可用于儿童。SPT 在停用抗组胺药物至少 7 天后进行。

使用标准化变应原试剂，在前臂掌侧皮肤点刺，20 分钟后观察结果。每次试验均应进行阳性和阴性对照，阳性对照采用组胺，阴性对照采用变应原溶媒。按相应的标准化变应原试剂说明书判定结果。

2. **血液检查**　血清特异性 IgE 检测，即变应原体外检测，适用于任何年龄的患者，不受皮肤条件的限制，其与 SPT 具有相似的诊断性能，是诊断儿童过敏性鼻炎重要的实验室指标之一。

（二）其他检查

鼻分泌物涂片、鼻灌洗液中特异性 IgE 测定等。鼻分泌物涂片采用伊红亚甲蓝染色（瑞氏染色），高倍显微镜下嗜酸性粒细胞比例 > 0.05 为阳性。鼻灌洗液中变应原特异性 IgE 测定 AR 的鉴别诊断有一定临床价值。

【诊断要点】

儿童 AR 诊断依据：①症状。打喷嚏、流清水样涕、鼻痒和鼻塞出现 2 个或 2 个以上。每天症状持续或累计在 1 小时以上，可伴有呼吸道症状（咳嗽、喘息等）和眼部症状（包括眼痒、流泪、眼红和灼热感等）等其他伴随疾病症状。②体征。常见鼻黏膜苍白、水肿，鼻腔水样分泌物。③实验室检测。变应原检测至少 1 种变应原 SPT 和（或）血清特异性 IgE 阳性；鼻分泌物检测高倍显微镜下嗜酸性粒细胞比例 > 0.05 为阳性。

【鉴别诊断】

1. **普通感冒**　冬、春季高发，症状持续 7 ～ 10 天，多数伴有发热、咽痛等上呼吸道感染症状，鼻涕初期为白色，后期多转为黄色，可伴有轻、中度鼻塞，辅助检查变应原多阴性，外周血白细胞数增加，嗜酸性粒细胞正常，无特殊过敏性个人史及家族史。

2. 血管运动性鼻炎　又称特发性鼻炎，发病机制不明，可能与鼻黏膜自主神经功能障碍有关。诱发因素包括冷空气、强烈气味、烟草烟雾、挥发性有机物、摄入乙醇饮料、体育运动、强烈的情感反应等。主要症状是发作性打喷嚏、流大量清涕。变应原检测阴性，嗜酸性粒细胞数正常。

3. 非变应性鼻炎嗜酸性粒细胞增多综合征　发病机制不明，症状与过敏性鼻炎相似，以嗜酸性粒细胞增多为特征的非过敏性鼻炎，其症状较重，常伴有嗅觉减退或丧失。变应原检测阴性，鼻激发试验阴性；嗜酸性粒细胞异常增多，外周血嗜酸性粒细胞数 > 0.05。

4. 药物性鼻炎　鼻腔长期使用减充血剂所致，主要症状为鼻塞。下鼻甲充血、肥大、弹性差，可呈结节状，减充血剂收缩效果差。变应原检测阴性，嗜酸性粒细胞数正常。

【治疗要点】

1. 避免接触变应原　室外变应原不能完全避免，室内变应原可以避免。对于经常暴露于高浓度室内变应原的 AR 患儿，在环境评估之后，建议采用多方面措施避免接触变应原。对花粉过敏的 AR 患儿，最好避开花粉播散的致敏高峰期，以减少症状发作。

2. 鼻用糖皮质激素　鼻用糖皮质激素是儿童 AR 的一线治疗药物，对改善鼻塞、流涕、打喷嚏及鼻痒等症状均有作用，中 - 重度间歇性儿童 AR 使用鼻用糖皮质激素的每个疗程原则上不少于 2 周，中 - 重度持续性儿童 AR 疗程至少 4 周。对不同年龄段的儿童应按照各类药物说明书推荐的方法使用。

3. 白三烯受体拮抗剂　是中 - 重度儿童 AR 治疗的

重要药物，特别适用于伴有下呼吸道症状的患儿（如同时合并气道高反应性、支气管哮喘等），常与鼻喷或吸入糖皮质激素联合使用。如合并支气管哮喘，应与儿科医师协同治疗。

4. **肥大细胞膜稳定剂**　是儿童 AR 二线药物，酌情使用。对缓解儿童 AR 的打喷嚏、鼻涕和鼻痒症状有一定效果。

5. **减充血剂**　鼻塞严重时可适当应用低浓度的鼻用减充血剂，连续应用不超过 7 天。禁用含有萘甲唑啉的制剂。不推荐口服减充血剂常规治疗儿童 AR。

6. **鼻腔盐水冲洗**　是改善症状、清洁鼻腔、恢复鼻黏膜功能的辅助治疗方法，推荐使用生理盐水或 1% ～ 2% 高渗盐水。

7. **免疫治疗**　针对 IgE 介导的 I 型变态反应疾病的病因治疗，通过应用逐渐增加剂量的特异性变应原提取物（治疗性疫苗），诱导机体免疫耐受，减轻、甚至不产生由于变应原暴露引发的症状，具有远期疗效，可提高患儿的生活质量，阻止过敏性疾病的进展，是目前唯一有可能通过免疫调节机制改变疾病自然进程的治疗方式（详见过敏性疾病的特异性免疫治疗章节）。

【预后】

应注意密切关注其常见伴随的疾病：儿童哮喘、变应性结膜炎、慢性鼻 - 鼻窦炎、上气道咳嗽综合征等的发生发展。

【预防】

尽量避免接触已知的变应原，如动物羽毛、花粉等；做好室内环境控制，如经常通风、被褥衣物保持干燥，不使用地毯等。对季节性发病的患儿，需提示家长在季节前 2～3 周预防性用药。

做好与患儿及其家长的沟通，让家长了解该病的慢性和反复发作的特点，以及对生活质量、学习能力和下呼吸道的影响（尤其是可诱发支气管哮喘），增加治疗依从性，提升疗效。

（单丽沈）

第二节 儿童哮喘

支气管哮喘（以下简称哮喘）是儿童时期最常见的慢性气道疾病。20 余年来我国儿童哮喘的患病率呈明显上升趋势。1990 年全国城市 14 岁以下儿童哮喘的累积患病率为 1.09%，2000 年为 1.97%，2010 年为 3.02%。哮喘严重影响儿童的身心健康，也给家庭和社会带来沉重的精神和经济负担。

【病因及发病机制】

（一）发病机制

1. **免疫因素** 气道慢性炎症被认为是哮喘的本质。Th2 细胞促进 B 细胞产生大量 IgE 和分泌炎症因子，刺激其他细胞产生一系列炎症介质，最终诱发速发型变态反应和慢性气道炎症。

2. **神经、精神和内分泌因素** 肾上腺素能胆碱能及非肾上腺素能非胆碱能神经系统参与调节气道高反应性。

3. **遗传学背景** 哮喘为多基因遗传病，已发现许多与哮喘发病有关的基因。

4. **神经信号通路** 研究发现，在哮喘患者体内存在丝裂素活化蛋白激酶等神经信号通路的细胞因子、黏附分子和炎症介质对机体的作用，参与气道炎症和气道重塑。

（二）危险因素

1. 吸入变应原（室内：尘螨、动物毛屑及排泄物、蟑螂、真菌等；室外：花粉、真菌等）。

2. 食入变应原（牛奶、鱼、虾、螃蟹、鸡蛋和花生等）。

3. 呼吸道感染（尤其是病毒及支原体感染）。

4. 强烈的情绪变化。

5. 运动和过度通气。

6. 冷空气。

7. 药物（如阿司匹林等）。

8. 职业粉尘及气体。

【临床表现】

反复发作可逆性的咳嗽和喘息，以夜间和清晨为重。发作前可有流涕、打喷嚏和胸闷，发作症状和持续时间因人而异，轻者仅有轻度咳嗽和（或）胸闷，或气管轻微"嘶嘶"声。严重者可有呼吸困难、憋气，呼气相延长伴有明显喘鸣音，活动、睡眠受限，呈端坐呼吸、恐惧不安、大汗淋漓、面色青灰。体格检查：轻者仅有大呼吸时呼气相延长和（或）少许喘鸣音，重者可见桶状胸、"三凹征"、肺部满布哮鸣音，严重者若气道广泛堵塞，哮鸣音反可消失，称"沉默肺"，是哮喘最危险的体征。肺部粗湿啰音时隐时现，在剧烈咳嗽后或体位变化时消失，有些病例在用力时才可听到哮鸣音。此外，在体格检查中还应注意有无过敏性鼻炎、鼻窦炎、增殖体肥大和湿疹等。哮喘发作在合理应用常规缓解药物治疗后，仍有严重或进行性呼吸困难者，称哮喘危重状态。表现为哮喘急性发作，出现咳嗽、喘息、呼吸困难、大汗淋漓和烦躁不安，甚至出现端坐呼吸、语言不连贯、严重发绀、意识障碍及心肺功能不全征象。

（一）儿童哮喘的临床特点

1. 喘息、咳嗽、气促、胸闷是儿童期非特异性的呼吸道症状，可见于哮喘和非哮喘性疾病。典型哮喘的呼吸道症状具有以下特征。①诱因多样性：常有上呼吸道感染、变应原暴露、剧烈运动、大笑、哭闹、气候变化等诱因。②反复发作性：当遇到诱因时突然发作或呈发作性加重。③时间节律性：常在夜间及凌晨发作或加重。④季节性：常在秋、冬季节或换季时发作或加重。⑤可逆性：平喘药通常能够缓解症状，可有明显的缓解期。认识这些特征，有利于哮喘的诊断与鉴别诊断。

2. 湿疹、变应性鼻炎等其他过敏性疾病病史，或哮喘等过敏性疾病家族史，增加哮喘诊断的可能性。

3. 哮喘患儿最常见的异常体征为呼气相哮鸣音，但慢性持续期和临床缓解期患儿可能没有异常体征。重症哮喘急性发作时，由于气道阻塞严重，呼吸音可明显减弱，哮鸣音反而减弱甚至消失（"沉默肺"），此时通常存在呼吸衰竭的其他相关体征，甚至危及生命。

4. 哮喘患儿肺功能变化具有明显的特征，即可变性呼气气流受限和气道反应性增加，前者主要表现在肺功能变化幅度超过正常人群，不同患儿的肺功能变异度很大，同一患儿的肺功能随时间变化亦不同。如患儿肺功能检查出现以上特点，结合病史，可协助明确诊断。

（二）6岁以下儿童喘息的特点

喘息是学龄前儿童呼吸系统疾病中常见的临床表现，非哮喘的学龄前儿童也可能会发生反复喘息。目前学龄前儿童喘息主要有以下两种表型分类方法。

1. 按症状表现形式分类

（1）发作性喘息：喘息呈发作性，常与上呼吸道感染相关，发作控制后症状可完全缓解，发作间歇期无症状。

（2）多诱因性喘息：喘息呈发作性，可由多种触发因素诱发，喘息发作的间歇期也有症状（如夜间睡眠过程中、运动、大笑或哭闹时）。临床上这两种喘息表现形式可相互转化。

2. 按病程演变趋势分类

（1）早期一过性喘息：多见于早产和父母吸烟者，主要是环境因素导致的肺发育延迟所致，随年龄的增长使肺的发育逐渐成熟，大多数患儿在出生后至 3 岁喘息逐渐消失。

（2）早期起病的持续性喘息（指 3 岁前起病）：患儿主要表现为与急性呼吸道病毒感染相关的反复喘息，本人无特应性表现，也无家族过敏性疾病史。喘息症状一般持续至学龄期，部分患儿在 12 岁时仍然有症状。小于 2 岁的儿童，喘息发作的原因通常与呼吸道合胞病毒等感染有关，2 岁以上的儿童，往往与鼻病毒等其他病毒感染有关。

（3）迟发性喘息 / 哮喘：患儿有典型的特应性背景，往往伴有湿疹和变应性鼻炎，哮喘症状常迁延持续至成人期，气道有典型的哮喘病理特征。

【辅助检查】

（一）实验室检查

1. 吸入、食物及呼吸变应原特异性 IgE　吸入变应原致敏是儿童发展为持续性哮喘的主要危险因素，儿童早期食物致敏原可增加吸入变应原致敏的危险性，吸入变应原的早期致敏（≤ 3 岁）是预测发生持续性哮喘的高危因素。因此，对于所有反复喘息怀疑哮喘的儿童，均推荐进行变应原皮肤点刺试验或血清变应原特异性 IgE 测定，以了解患儿的过敏状态，协助哮喘诊断。也有利于了解导致哮喘发生和加重的个体危险因素，有助于制订环境干预措施和确定变应原特异性免疫治疗方案。但必须强调过敏状态检测阴性不能作为排除哮喘诊断的依据。

2. **外周血嗜酸性粒细胞分类计数** 外周血嗜酸性粒细胞分类计数对过敏状态的评估有一定价值。

3. **诱导痰嗜酸性粒细胞分类计数** 学龄期儿童通常能配合进行诱导痰检查操作。诱导痰嗜酸性粒细胞水平增高程度与气道阻塞程度及其可逆程度、哮喘严重程度及过敏状态相关。

（二）影像学检查

哮喘诊断评估时，在没有相关临床指征的情况下，不建议进行常规胸部影像学检查。反复喘息或咳嗽儿童，怀疑哮喘以外其他疾病，如气道异物、结构性异常（如血管环、先天性气道狭窄等）、慢性感染（如结核）及其他有影像学检查指征的疾病时，依据临床线索所提示的疾病选择进行胸部 X 线平片或 CT 检查。

（三）肺通气功能检测

常规通气肺功能主要用于 5 岁以上患儿，脉冲震荡肺功能适用于 3 岁以上患儿。肺通气功能检测是诊断哮喘的重要手段，也是评估哮喘病情严重程度和控制水平的重要依据。哮喘患儿主要表现为阻塞性通气功能障碍，且为可逆性。多数患儿，尤其在哮喘发作期间或有临床症状或体征时，常出现 FEV_1（正常 $\geqslant 80\%$ 预计值）和 FEV_1/FVC（正常 $\geqslant 80\%$）等参数的降低。对疑诊哮喘儿童，如出现肺通气功能降低，可考虑进行支气管舒张试验，评估气流受限的可逆性；如果肺通气功能未见异常，则可考虑进行支气管激发试验，评估其气道反应性；或建议患儿使用峰流量仪每日两次测定最大呼气峰流量（PEF），连续监测 2 周。如患儿支气管舒张试验阳性、支气管激发试验阳性，或 PEF 日间变异率 $\geqslant 13\%$ 均有助于确诊。

（四）呼出气一氧化氮浓度（FeNO）测定

FeNO 水平与过敏状态密切相关，但不能有效区分不同种类过敏性疾病人群（如过敏性哮喘、过敏性鼻炎、变应性皮炎），且哮喘与非哮喘儿童 FeNO 水平有一定程度的重叠，因此 FeNO 是非特异性哮喘的诊断指标。目前有研究显示，反复喘息和咳嗽的学龄前儿童，上呼吸道感染后如 FeNO 水平持续升高 4 周以上，可作为学龄期哮喘的预测指标。另外，也有研究显示，具有非特异性呼吸道症状的患儿，$FeNO > 50 \times 10^{-9}$（$> 50ppb$）提示吸入性糖皮质激素（ICS）短期治疗反应良好。由于目前缺乏低 FeNO 水平的患儿停用 ICS 治疗后长期转归的研究，因此，不推荐单纯以 FeNO 水平高低作为决定哮喘患儿是否使用 ICS 治疗，或 ICS 升 / 降级治疗的依据。

（五）纤维支气管镜

反复喘息或咳嗽儿童，经规范哮喘治疗无效，怀疑其他疾病，或哮喘合并其他疾病，如气道异物、气道局灶性病变（如气道内膜结核、气道内肿物等）和先天性结构异常（如先天性气道狭窄、食管 - 气管瘘）等，应考虑予以支气管镜检查以进一步明确诊断。新的研究发现支气管镜在哮喘急性发作清理气道痰栓及气道炎症有一定作用。

（六）哮喘临床评估工具

此类评估工具主要基于临床表现进行哮喘控制状况的评估，临床常用的哮喘评估工具有哮喘控制测试、儿童哮喘控制测试（适用于 4 ～ 11 岁儿童）、哮喘控制问卷及儿童呼吸和哮喘控制测试等，应根据患儿年龄和就诊条件，选用合适的评估工具，定期评估。

（七）变应原皮肤点刺试验

是诊断患儿对变应原是否过敏的重要工具。

【诊断要点】

（一）哮喘诊断标准

哮喘的诊断主要依据呼吸道症状、体征及肺功能检查，证实存在可变的呼气气流受限，并排除可引起相关症状的其他疾病。

1. 反复喘息、咳嗽、气促、胸闷，多与接触变应原、冷空气、物理、化学性刺激、呼吸道感染、运动及过度通气（如大笑和哭闹）等有关，常在夜间和（或）凌晨发作或加剧。

2. 发作时双肺可闻及散在或弥漫性、以呼气相为主的哮鸣音，呼气相延长。

3. 上述症状和体征经抗哮喘治疗有效，或自行缓解。

4. 除外其他疾病所引起的喘息、咳嗽、气促和胸闷。

5. 临床表现不典型者（如无明显喘息或哮鸣音），应至少具备以下 1 项。

（1）证实存在可逆性气流受限：①支气管舒张试验阳性。吸入速效 β_2 受体激动剂（如沙丁胺醇压力定量气雾剂 200 ～ 400μg）后 15 分钟第一秒用力呼气量

（FEV_1）增加 $\geq$ 12%。②抗炎治疗后肺通气功能改善。给予吸入糖皮质激素和(或)抗白三烯药物治疗 4～8 周，FEV_1 增加 $\geq$ 12%。

（2）支气管激发试验阳性。

（3）最大呼气峰流量（PEF）日间变异率（连续监测 2 周）$\geq$ 13%。符合第 1～4 条或第 4、5 条者，可诊断为哮喘。

（二）咳嗽变异性哮喘（CVA）的诊断

CVA 是儿童慢性咳嗽最常见原因之一，以咳嗽为唯一或主要表现。诊断依据如下。

1. 咳嗽持续 > 4 周，常在运动、夜间和（或）凌晨发作或加重，以干咳为主，不伴有喘息。

2. 临床上无感染征象，或经较长时间抗生素治疗无效。

3. 抗哮喘药物诊断性治疗有效。

4. 排除其他原因引起的慢性咳嗽。

5. 支气管激发试验阳性和（或）PEF 日间变异率（连续监测 2 周）$\geq$ 13%。

6. 个人或一、二级亲属过敏性疾病史，或变应原检测阳性。

以上第 1～4 项为诊断基本条件。

（三）哮喘分期与分级

1. 分期　根据临床表现，哮喘可分为急性发作期、慢性持续期和临床缓解期。

2. 分级　哮喘的分级包括哮喘控制水平分级、病情严重程度分级和急性发作严重度分级。

（1）哮喘控制水平的分级：哮喘控制水平评估包括对目前哮喘症状控制水平的评估和未来危险因素评估。

依据哮喘症状控制水平，分为良好控制、部分控制和未控制。见表6-1，表6-2。

表6-1 ≥6岁儿童哮喘症状控制水平分级

评估项目	良好控制	部分控制	未控制
日间症状＞2次/周 夜间因哮喘憋醒 应急缓解药使用＞2次/周 因哮喘而出现活动受限	无	存在1～2项	存在3～4项

注：用于评估近4周的哮喘症状

表6-2 ＜6岁儿童哮喘症状控制水平分级

评估项目	良好控制	部分控制	未控制
持续至少数分钟的日间症状＞1次/周 夜间因哮喘憋醒或应急缓解药使用＞1次/周 因哮喘而出现活动受限（较其他儿童跑步/玩耍减少，步行/玩耍时容易疲劳）	无	存在1～2项	存在3～4项

注：用于评估4周的哮喘症状

（2）病情严重程度分级：哮喘病情严重程度应依据达到哮喘控制所需的治疗级别进行回顾性评估分级，因此通常在控制药物规范治疗数月后进行评估。一般而言，轻度持续哮喘：第1级或第2级阶梯治疗方案治疗能达到良好控制的哮喘。中度持续哮喘：使用第3级阶梯治疗方案治疗能达到良好控制的哮喘。重度持续哮喘：需要第 4 级或第 5 级阶梯治疗方案治疗的哮喘。哮喘的严重度并不是固定不变的，会随着治疗时间而变化。

（3）哮喘急性发作严重度分级：根据哮喘急性发作时的症状、体征、肺功能及血氧饱和度等情况，进行严重度分级，≥ 6 岁见表 6-3，< 6 岁见表 6-4。

表 6-3　≥ 6 岁儿童哮喘急性发作严重度分级

临床特点	轻度	中度	重度	危重度
气短	走路时	说话时	休息时	呼吸不整
体位	可平卧	喜坐位	前弓位	不定
讲话方式	能成句	成短句	说单字	难以说话
精神意识	可焦虑、烦躁	常焦虑、烦躁	常焦虑、烦躁	嗜睡、意识模糊
辅助呼吸肌活动及"三凹征"	常无	可有	通常有	胸腹反常运动
哮鸣音	散在、呼气末期	响亮、弥漫	响亮、弥漫、双向	减弱乃至消失
脉率	略增加	增加	明显增加	减弱或不规则
PEF 占正常预计值或本人最佳值的百分数 (%)	SABA 治疗后：> 80	SABA 治疗后：> 50 ~ 80 SABA 治疗后：> 60 ~ 80	SABA 治疗前：≤ 50 SABA 治疗后：≤ 60	无法完成检查
血氧饱和度（吸空气）	0.90 ~ 0.94	0.90 ~ 0.94	0.90	< 0.90

注：①判断急性发作严重程度时，只要存在某项严重程度的指标，即可归入该严重度等级；②幼龄儿童较年长儿和成人更易发生高碳酸血症（低通气）；PEF：最大呼气峰流量；SABA：短效 β₂ 受体激动剂

表 6-4　＜ 6 岁儿童哮喘急性发作严重度分级

症状	轻度	重度[c]
精神意识改变	无	焦虑、烦躁、嗜睡或意识不清
血氧饱和度（治疗前）[a]	≥ 0.92	＜ 0.92
说话方式[b]	能成句	说单字
脉率（次 / 分）	＜ 100	＞ 200（0 ～ 3 岁），＞ 180（4 ～ 5 岁）
发绀	无	可能存在
哮鸣音	存在	减弱，甚至消失

注：a 血氧饱和度是指在吸氧和支气管扩张剂治疗前的测得值；b 需要考虑儿童的正常语言发育过程；c 判断重度发作时，只要存在一项就可归入该等级

（四）哮喘预测指数

哮喘预测指数能有效用于预测 3 岁以内喘息儿童发展为持续性哮喘的危险性。哮喘预测指数：在过去 1 年喘息≥ 4 次，具有 1 项危险因素或 2 项次要危险因素。主要危险因素包括：①父母有哮喘病史；②经医师诊断为特异性皮炎；③有吸入变应原致敏的依据。次要危险因素包括：①有食物变应原致敏的依据；②外周血嗜酸性粒细胞≥ 4%；③与感冒无关的喘息。如哮喘预测指数阳性，建议按哮喘规范治疗。

【鉴别诊断】

（一）引起喘息的其他常见疾病

1. 先天性气道异常引起的气道狭窄　如先天性喉气管支气管软化、气道内肿瘤、血管环压迫等。这类疾病引起的喘息呈持续性，对支气管扩张药无明显反应，无

气道高反应性、无可逆性、无反复发作性的特点。另外喘息出现的年龄早于哮喘初次发作的年龄，有时于出生后不久即表现喘息。肺部增强 CT+ 三维重建、心脏血管造影及纤维支气管镜可诊断。

2. 异物吸入　婴幼儿期是异物吸入的高发年龄，易误诊为哮喘。鉴别要点：异物吸入多有异物吸入史和呛咳史，喘息为持续性，有时喘鸣音局限，无气道高反应性、无可逆性、无反复发作性的特点，胸部 CT 三维重建及胸片有支气管异物征象，纤维支气管镜检查可发现异物。

3. 支气管淋巴结结核和支气管结核　肿大淋巴结压迫支气管或支气管结核使管腔狭窄，导致喘息。鉴别要点为喘息具有气道高反应性、可反复发作及可逆性的特点，胸片、肺 CT 检查发现肿大淋巴结和支气管结核征象。纤维支气管镜可见干酪样坏死，有支持结核感染的证据（未接种卡介苗、PPD 阳性、结核病接触史 T-spot 阳性、X-pert 阳性、支气管灌洗液或痰液抗酸染色阳性等）可诊断。

4. 支气管肺炎　哮喘是气道炎症性疾病，可伴有毛细支气管和肺泡腔内炎性渗出，所以哮喘发作时肺部除存在喘鸣音外，可出现中小水泡音。为此一些哮喘患儿被诊断为反复性支气管炎或肺炎。支气管肺炎多伴有发热，少数有喘息的特点，但无可逆性，无反复发作性，胸片有支气管肺炎征象。哮喘患者除少数因呼吸道感染诱发喘息，可短暂发热外，一般发作无发热，抗生素治疗无效，对激素和支气管扩张药反应好。

5. 闭塞性毛细支气管炎　由于毛细支气管和外周支气管上皮过度损伤，修复过程中产生肉芽组织，这些纤维组织充满气道管腔，导致毛细支气管等闭塞。闭塞性毛细支气管炎继发于下呼吸道损伤后，如吸入毒性气体、感染、结缔组织疾病、异物吸入、胃食管反流等，一些患儿为特发性。临床表现为急性呼吸道感染后持续咳嗽、喘息，长时间存在喘鸣音、爆裂音，胸部X线检查发现外周细支气管壁增厚、细支气管扩张伴分泌物潴留、肺过度充气、肺不张等。与哮喘的鉴别点：本病表现为急性呼吸道感染后出现持续性喘息，高分辨肺CT可鉴别。

（二）引起慢性咳嗽的其他常见疾病

1. 上气道咳嗽综合征　慢性过敏性、非过敏性和血管运动性鼻炎、急性鼻窦炎等均可引起慢性咳嗽。一般认为是由于分泌物刺激咽喉部的咳嗽反射感受器引起慢性咳嗽，在临床上极为常见，一些患儿被误诊为咳嗽变异性哮喘。但本病常表现为喉部发痒、喉咙后部有刮擦感或喉部有分泌物流动感。查体发现患儿有清嗓子样咳嗽，鼻腔检查可见褶痕、鼻涕滴注、鼻甲充血及咽后壁有黏液，黏脓性鼻涕滴流和结节状淋巴滤泡。

2. 感染后咳嗽　肺炎支原体、衣原体、百日咳杆菌等可引起慢性咳嗽，可根据病史、咳嗽的特征、胸片及其他病原学的检查确诊。另外，病毒感染后的气道高反应性也可引起慢性咳嗽，上呼吸道病毒感染引起的咳嗽极其常见，一般具有自限性。仅少数患者发展成慢性持续性咳嗽，此类患者气道反应性增高，与咳嗽变异性哮喘难于鉴别。个人过敏性疾病史或家族史、对支气管扩张药的反应性以及咳嗽持续时间有助于二者鉴别。

3. 胃食管反流　胃食管反流疾病可引发或加剧慢性咳嗽，食管远端黏膜有咳嗽刺激感受器，胃内容物反流进入时，即可导致咳嗽。另外，胃内容物反流进入下咽部后也可刺激咽部感受器，引起咳嗽。24 小时食管 pH 测定是诊断胃食管反流疾病有价值的方法。

4. 心源性咳嗽　心源性咳嗽常见于年龄较大的学龄期儿童，在女孩更高一些。多种心理社会应激原可触发或加剧咳嗽。这些应激原包括学校恐惧症、对成绩的认知性压力以及呼吸道疾病后的习惯性咳嗽。典型的心源性咳嗽较低沉、无痰、呈刺激性、雁鸣样咳嗽或声音特别响亮，似一种强迫性咳嗽。除了咳嗽以外还可能伴发刻板的或特征性的动作。在睡眠期间不会咳嗽，而当患者把注意力转移到咳嗽上来时则可加重咳嗽。这种咳嗽会严重影响患者的学习、生活和社交活动，患者自己对咳嗽很在意。体检一般无异常。

5. 嗜酸细胞性支气管炎（EB）　临床特点为慢性咳嗽，大多为干咳，有时有少许白色黏液痰，不伴有喘息。其诊断标准是痰液或诱导痰液中嗜酸性粒细胞增高（＞3%），肺功能显示无气道高反应性，乙酰甲胆碱激发试验阴性，无可逆性气道阻塞的证据，因此支气管扩张药治疗无效，口服或吸入糖皮质激素有效。

6. 过敏性咳嗽（AC）　本病的临床特点是持续性干咳，无上呼吸道感染（上感）史，接触某些刺激源特别是烟草易诱发。其咳嗽受体敏感性增强，但并不存在气道高反应性，乙酰甲胆碱激发试验阴性。这种咳嗽敏感性增强不是直接与支气管张力有关，而是反映不同的气道炎症。因此支气管扩张药治疗无效，抗 H_1 受体药物治疗有效。

【治疗要点】

1. 治疗目标　①达到并维持症状的控制；②维持正

常活动水平，包括运动能力；③维持肺功能水平尽量接近正常；④预防哮喘急性发作；⑤避免因哮喘药物治疗导致的不良反应；⑥预防哮喘导致的死亡。

2. **治疗原则** 哮喘控制治疗应尽早开始。要坚持长期、持续、规范、个体化治疗原则。①急性发作期：快速缓解症状，如平喘、抗炎治疗。②慢性持续期和临床缓解期：防止症状加重和预防复发，如避免触发因素、抗炎、降低气道高反应性、防止气道重塑，并做好自我管理。

强调基于症状控制的哮喘管理模式，避免治疗不足和治疗过度，治疗过程中遵循"评估－调整治疗－监测"的管理循环，直至停药观察（图6-1）。注重药物治疗和非药物治疗相结合，不可忽视非药物治疗如哮喘防治教育、变应原回避、患儿心理问题的处理、生命质量的提高、药物经济学等诸方面在哮喘长期管理中的作用。

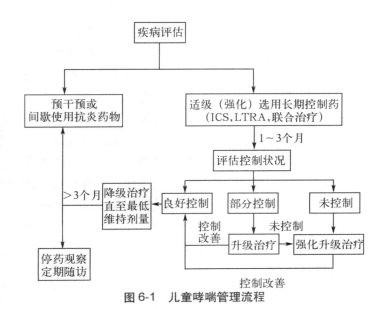

图 6-1 儿童哮喘管理流程

（一）长期治疗方案

根据年龄分为 ≥ 6 岁儿童哮喘的长期治疗方案和 < 6 岁儿童哮喘的长期治疗方案，分别分为 5 级和 4 级，从第 2 级开始的治疗方案中都有不同的哮喘控制药物可供选择。对以往未经规范治疗的初诊哮喘患儿，参照哮喘控制水平（≥ 6 岁参考表 6-1，< 6 岁参考表 6-2），选择第 2 级、第 3 级或第 4 级治疗方案。在各级治疗中，每 1 ～ 3 个月审核 1 次治疗方案，根据病情控制情况适当调整治疗方案。如哮喘控制，并维持至少 3 个月，治疗方案可考虑降级，直至确定维持哮喘控制的最低剂量。如部分控制，可考虑升级或强化升级（越级）治疗，直至达到控制。

（1）≥ 6 岁儿童哮喘的长期治疗方案（图 6-2）：儿童哮喘的长期治疗方案包括非药物干预和药物干预两部分，后者包括以 β_2 受体激动药为代表的缓解药物和以 ICS 及白三烯调节剂为代表的抗炎药物。缓解药物依据症状按需使用，抗炎药物作为控制治疗需持续使用，并适时调整剂量。ICS/LABA 联合治疗是该年龄儿童哮喘控制不佳时的优选升级方案。

（2）< 6 岁儿童哮喘的长期治疗方案（图 6-3）：对于 < 6 岁儿童哮喘的长期治疗，最有效的治疗药物是 ICS，对大多数患儿推荐使用低剂量 ICS（第 2 级）作为初始控制治疗。如果低剂量 ICS 不能控制症状，优选考虑增加 ICS 剂量（双倍低剂量 ICS）。无法应用或不愿使用 ICS，或伴变应性鼻炎的患儿可选用白三烯受体拮抗剂（LTRA）。吸入型长效 β_2 受体激动药（LABA）或联合制剂尚未在 5 岁及 5 岁以下儿童中进行充分的研究。对于 < 6 岁儿童哮喘长期治疗，除了长期使用 ICS

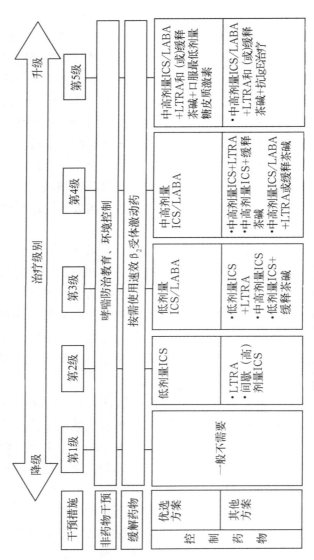

图 6-2 ≥6 岁儿童哮喘的长期治疗方案

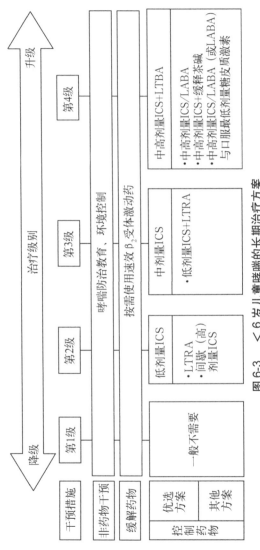

图 6-3　＜6 岁儿童哮喘的长期治疗方案

和（或）LTRA，结合依从性和安全性因素，部分间歇发作或轻度持续哮喘患儿可按需间歇使用高剂量 ICS/SABA。

（二）急性发作期治疗

哮喘急性发作需在第一时间内予以及时恰当的治疗，以迅速缓解气道阻塞症状。应正确指导哮喘患儿和（或）家长在出现哮喘发作征象时及时使用吸入性速效 β$_2$ 受体激动药，建议使用压力定量气雾剂经储雾罐（单剂给药，连用 3 剂）或雾化吸入方法给药。如治疗后喘息症状未能有效缓解或症状缓解维持时间短于 4 小时，应即刻前往医院就诊。哮喘急性发作经合理应用支气管扩张药和糖皮质激素等哮喘缓解药物治疗后，仍有严重或进行性呼吸困难加重者，称为哮喘持续状态；如支气管阻塞未及时得到缓解，可迅速发展为呼吸衰竭，直接威胁生命（危及生命的哮喘发作）（图 6-4）。

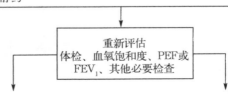

初始评估
　病史、体格与辅助检查（听诊、辅助呼吸肌活动或"三凹征"、心率、血氧饱和度、PEF或FEV$_1$、重症患儿测动脉血气及其他必要的检查

初始治疗
　氧疗使血氧饱和度>0.94
　雾化（或pMDI+储雾罐）吸入速效β$_2$受体激动药，1小时内每20分钟1次×3次（可联合使用抗胆碱能药物/高剂量ICS）
　无即刻反应，或患儿近期口服糖皮质激素，或为严重发作，则给予全身性糖皮质激素
　禁用镇静药

重新评估
体检、血氧饱和度、PEF或FEV$_1$、其他必要检查

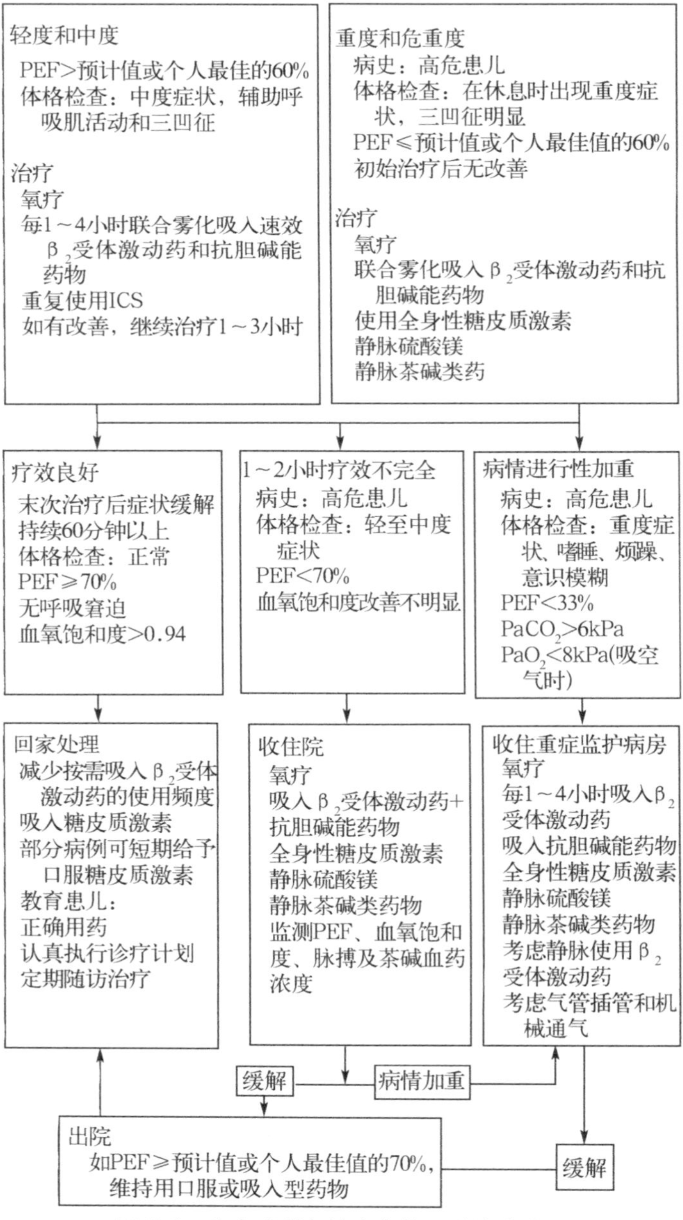

轻度和中度
PEF>预计值或个人最佳的60%
体格检查：中度症状，辅助呼
　吸肌活动和三凹征

治疗
　氧疗
　每1~4小时联合雾化吸入速效
　　β₂受体激动药和抗胆碱能
　　药物
　重复使用ICS
　如有改善，继续治疗1~3小时

重度和危重度
病史：高危患儿
体格检查：在休息时出现重度症
　状，三凹征明显
PEF≤预计值或个人最佳值的60%
初始治疗后无改善

治疗
　氧疗
　联合雾化吸入β₂受体激动药和抗
　　胆碱能药物
　使用全身性糖皮质激素
　静脉硫酸镁
　静脉茶碱类药

疗效良好
末次治疗后症状缓解
持续60分钟以上
体格检查：正常
PEF≥70%
无呼吸窘迫
血氧饱和度>0.94

1~2小时疗效不完全
病史：高危患儿
体格检查：轻至中度
　症状
PEF<70%
血氧饱和度改善不明显

病情进行性加重
病史：高危患儿
体格检查：重度症
　状、嗜睡、烦躁、
　意识模糊
PEF<33%
$PaCO_2$>6kPa
PaO_2<8kPa(吸空
　气时)

回家处理
减少按需吸入β₂受体
　激动药的使用频度
吸入糖皮质激素
部分病例可短期给予
　口服糖皮质激素
教育患儿：
　正确用药
　认真执行诊疗计划
　定期随访治疗

收住院
　氧疗
　吸入β₂受体激动药+
　　抗胆碱能药物
　全身性糖皮质激素
　静脉硫酸镁
　静脉茶碱类药物
　监测PEF、血氧饱和
　　度、脉搏及茶碱血药
　　浓度

收住重症监护病房
氧疗
每1~4小时吸入β₂
　受体激动药
吸入抗胆碱能药物
全身性糖皮质激素
静脉硫酸镁
静脉茶碱类药物
考虑静脉使用β₂
　受体激动药
考虑气管插管和机
　械通气

缓解　　病情加重

出院
如PEF≥预计值或个人最佳值的70%，
　维持用口服或吸入型药物

缓解

图 6-4　儿童哮喘急性发作的医院治疗流程

1. 氧疗：有低氧血症者，采用鼻导管或面罩吸氧，以维持血氧饱和度在 > 0.94。

2. 吸入速效 β₂ 受体激动药：如具备雾化给药条件，雾化吸入应为首选。可使用氧驱动（氧气流量 6 ～ 8L/min）或空气压缩泵雾化吸入，药物及剂量：雾化吸入沙丁胺醇或特布他林，体重 ≤ 20kg，每次 2.5mg；体重 > 20kg，每次 5mg；第 1 小时可每 20 分钟 1 次，以后根据治疗反应逐渐延长给药间隔，根据病情每 1 ～ 4 小时重复吸入治疗。如不具备雾化吸入条件时，可使用压力型定量气雾剂（pMDI）经储雾罐吸药，每次单剂喷药，连用 4 ～ 10 喷（< 6 岁 3 ～ 6 喷），用药间隔与雾化吸入方法相同。快速起效的 LABA（如福莫特罗）也可在 ≥ 6 岁哮喘儿童作为缓解药物使用，但需要和 ICS 联合使用。经吸入速效 β₂ 受体激动药及其他治疗无效的哮喘重度发作患儿，可静脉应用 β₂ 受体激动药。药物剂量：沙丁胺醇 15μg/kg 缓慢静脉注射，持续 10 分钟以上；病情严重需静脉维持时剂量为 1 ～ 2μg/（kg·min）[≤ 5μg/（kg·min）]。静脉应用 β₂ 受体激动药时容易出现心律失常和低钾血症等严重不良反应，使用时要严格掌握指征及剂量，并做必要的心电图、血气及电解质等监护。

3. 糖皮质激素：全身应用糖皮质激素是治疗儿童哮喘重度发作的一线药物，早期使用可以减轻疾病的严重度，给药后 3 ～ 4 小时即可显示明显的疗效。可根据病情选择口服或静脉途径给药。

（1）口服：泼尼松或泼尼松龙 1 ～ 2mg/（kg·d），疗程 3 ～ 5 天。

（2）静脉：注射甲泼尼龙每次 1 ～ 2mg/kg 或琥珀

酸氢化可的松每次 5 ～ 10mg/kg，根据病情可间隔 4 ～ 8 小时重复使用，疗程 3 ～ 5 天，病情好转序贯为雾化激素治疗。若疗程不超过 10 天，可无需减量直接停药。

（3）吸入：早期应用大剂量 ICS 可能有助于哮喘急性发作的控制，可选用雾化吸入布地奈德混悬液每次 1mg，或丙酸倍氯米松混悬液每次 0.8mg，每 6 ～ 8 小时 1 次。

4. 抗胆碱能药物：短效抗胆碱能药物（SAMA）是儿童哮喘急性发作联合治疗的组成部分，可以增加支气管舒张效应，其临床安全性和有效性已确立，尤其是对 β_2 受体激动药治疗反应不佳的中重度患儿应尽早联合使用。药物剂量：体重≤ 20kg，异丙托溴铵每次 250μg；体重＞ 20kg，异丙托溴铵每次 500μg，加入 β_2 受体激动药溶液做雾化吸入，间隔时间同吸入 β_2 受体激动药。如果无雾化条件，也可给予 SAMA 气雾剂吸入治疗。

5. 硫酸镁：有助于危重哮喘症状的缓解，安全性良好。药物及剂量：硫酸镁 25 ～ 40mg/（kg•d）（≤ 2g/d），分 1 ～ 2 次，加入 10% 葡萄糖溶液 20ml 缓慢静脉滴注（20分钟以上），酌情使用 1 ～ 3 天。不良反应包括一过性面色潮红、恶心等，通常在药物输注时发生。如过量可静脉注射 10% 葡萄糖酸钙拮抗。

6. 茶碱：由于氨茶碱平喘效应弱于 SABA，而且治疗窗窄，从有效性和安全性角度考虑，在哮喘急性发作治疗中，一般不推荐静脉使用茶碱。如哮喘发作经上述药物治疗后仍不能有效控制时，可酌情考虑使用，但治疗时需密切观察，并监测心电图、血药浓度。药物及剂量：氨茶碱负荷量 4 ～ 6mg/kg（≤ 250mg），缓慢静脉滴注 20 ～ 30 分钟，继之根据年龄持续滴注维持剂量 0.7 ～ 1mg/（kg·h），如已用口服氨茶碱者，可直接使用维持剂量持续静脉滴注。亦可采用间歇给药方法，每 6 ～ 8 小时缓慢静脉滴注 4 ～ 6mg/kg。

7. 经合理联合治疗，但症状持续加重，出现呼吸衰竭征象时，应及时给予辅助机械通气治疗。在应用辅助机械通气治疗前禁用镇静药。

（三）临床缓解期的处理

为了巩固疗效，维持患儿病情长期稳定，提高其生命质量，应加强临床缓解期的处理。

1. 鼓励患儿坚持每日定时测量 PEF、监测病情变化、记录哮喘日记。

2. 注意有无哮喘发作先兆，如咳嗽、气促、胸闷等，一旦出现应及时使用应急药物以减轻哮喘发作症状。

3. 坚持规范治疗：病情缓解后应继续使用长期控制药物规范治疗，定期评估哮喘控制水平，适时调整治疗方案，直至停药观察。

4. 控制治疗的剂量调整和疗程：单用中高剂量 ICS 者，尝试在达到并维持哮喘控制 3 个月后剂量减少 25% ～ 50%。单用低剂量 ICS 能达到控制时，可改用每日 1 次给药。联合使用 ICS 和 LABA 者，先减少 ICS 约 50%，直至达到低剂量 ICS 才考虑停用 LABA。如使用二级治疗方案患儿的哮喘能维持控制，并且 6 个月～ 1 年无症状反复，可考虑停药。如果出现哮喘症状复发，应根据症状发作的强度和频度确定进一步的治疗方案。如仅为偶尔出现轻微喘息症状，对症治疗症状后可以继续停药观察；非频发的一般性喘息发作，恢复至停药前的治疗方案；当出现严重和（或）频繁发作，应在停药前方案的基础上升级或越级治疗。

5. 根据患儿具体情况，包括了解诱因和以往发作规律，与患儿及其家长共同研究，提出并采取一切必要的切实可行的预防措施，包括避免接触变应原、防止哮喘发作、保持病情长期控制和稳定。

6. 并存疾病治疗：50% 以上哮喘儿童同时患有变应性鼻炎，有的患儿并存鼻窦炎、阻塞性睡眠呼吸障碍、胃食管反流和肥胖等因素。

（四）难治性哮喘

难治性哮喘是指采用包括吸入中高剂量糖皮质激素和长效 β_2 激动药两种或多种控制药物规范治疗至少 3 ~ 6 个月仍不能达到良好控制的哮喘。

难治性哮喘患儿的诊断和评估应遵循以下基本程序：①判断是否存在可逆性气流受限及其严重程度；②判断药物治疗是否充分，用药的依从性和吸入技术的掌握情况；③判断是否存在相关或使哮喘加重的危险因素，如胃食管反流、肥胖伴或不伴阻塞性睡眠呼吸障碍、变应性鼻炎或鼻窦病变、心理焦虑等；④与其他具有咳嗽、呼吸困难和喘息等症状的疾病鉴别诊断；⑤反复评估患儿的控制水平和对治疗的反应。相对于成人，儿童激素抵抗型哮喘的比例更低。因此对于儿童难治性哮喘的诊断要慎重，要根据上述情况仔细评估。

难治性哮喘在积极寻找病因的情况下确定治疗方案，目前的治疗方案包括低毒不良反应治疗方案、高毒不良反应治疗方案、FDA 推荐的治疗方案及根据不同表型的治疗方案。

（1）低毒不良反应治疗方案：可选择高剂量 ICS、LABA、抗胆碱药物、缓释氨茶碱制剂等常用抗哮喘药物。

（2）高毒不良反应治疗方案：适于激素依赖患者，如甲氨蝶呤作为非激素免疫调节剂应用于风湿性关节炎和银屑病中。

（3）FDA 推荐的治疗方案：应用脂肪氧合酶抑制剂（Zileuton）、抗 IgE 单克隆抗体（omalizumab）、支气管热整形术等治疗哮喘。

（4）根据不同表型的治疗方案：①阿司匹林哮喘。主要表现为应用阿司匹林或者非甾体抗炎药，哮喘症状加重；主要生化特点是半胱氨酰白三烯产生过多。主要应用白三烯受体调节剂、阿司匹林脱敏治疗及避免环氧酶 -1 抑制剂应用。②持续性嗜酸性粒细胞浸润性哮喘。尽管经过适当的抗哮喘治疗，患者血或痰液中仍表现出嗜酸性粒细胞增多，除外寄生虫感染、Churg-Strauss 血管炎或高嗜酸性粒细胞综合征，主要应用高剂量 ICS 治疗，抗 IL-5 单克隆抗体治疗尚在临床试验阶段。③过敏性支气管肺曲霉菌病（ABPA）。有持续性嗜酸性粒细胞增多的哮喘患者中，部分发现气道中有肺曲霉菌定植。④有持续气道阻塞的哮喘。尽管哮喘被认为是以可逆性气道阻塞为特点的疾病，但是在一些哮喘患者中，气道存在不可逆的阻塞。⑤致死性哮喘。致死性哮喘指哮喘急性发作，导致呼吸衰竭，需插管上呼吸机治疗。

（五）变应原特异性免疫治疗（AIT）

AIT 适用于症状持续、采取变应原避免措施和控制药物治疗不能完全消除症状的轻、中度哮喘或哮喘合并变应性鼻炎患儿。应用 AIT 的前提是确定致敏变应原，应通过皮肤试验、特异性 IgE 测定并结合临床病史来确定致敏变应原。目前我国儿童 AIT 所应用致敏变应原的类型主要为尘螨,治疗途径包括皮下注射和舌下含服。AIT 治疗疗程 3～5 年,可改善哮喘症状、减少缓解药物应用需求、降低 ICS 的每日需用剂量、减少急性哮喘发作。

奥马珠单抗是在中国上市的唯一一个可用于儿童哮喘的分子靶向药物,对于常规治疗效果不佳的中重度过敏性哮喘具有重要意义,可显著减少哮喘急性重度发作的风险,缓解临床症状,减少控制用药剂量,并显著提高儿童及照护者的生活质量,在国外临床应用已有 10 余年,其疗效和安全性已获得充分验证。GINA 和多个国家的哮喘指南均对其应用作了推荐。作为一种长期治疗药物,奥马珠单抗所需要的确切治疗时间及评估治疗效果的相关生物学指标目前仍不明确,由于价格较昂贵,临床使用需进行效益成本评估。国外已有大量注册研究关注于支气管哮喘以外的适应证,如食物过敏、特应性皮炎、季节性皮炎、嗜酸细胞性食管炎、慢性自发性荨麻疹、变应性支气管肺曲霉病和高 IgE 综合征,相信在不久的将来奥马珠单抗拥有更广阔的前景。具体用法及剂量详见相关章节。

【预后】

儿童哮喘的预后较成人好,病死率 2/10 万～4/10 万,70%～80% 年长后症状不再反复,但仍可能存在不同程度的气道炎症和高反应性,30%～60% 的患儿可完全治愈。

【哮喘管理与防治教育】

哮喘对患儿及其家庭、社会有很大的影响。虽然目前哮喘尚不能根治,但通过有效的哮喘防治教育与管理,建立医患之间的伙伴关系,可以实现哮喘临床控制。做好哮喘管理与防治教育是达到哮喘良好控制目标最基本的环节。

（一）哮喘管理

目标是有效控制哮喘症状，维持正常的活动能力；减少哮喘发作的风险，减少肺损伤及药物不良反应。

（1）建立医生与患儿及其家属间的伙伴关系。

（2）确定并减少与危险因素接触。

（3）建立哮喘专科病历。

（4）评估、治疗和监测哮喘。

哮喘控制评估的客观手段是肺通气功能测定，尽可能在哮喘诊断、长期控制治疗前、治疗后 1～3 个月进行肺通气功能测定。每天进行简易 PEF 测定，并记录在哮喘日记中，有利于日常症状的评估，但是 PEF 测定的临床价值并不完全等同于肺通气功能。一些经过临床验证的哮喘控制评估工具，如儿童哮喘 C-ACT 和 ACQ 等具有临床实用价值，可用于评估哮喘控制水平。作为肺通气功能的补充，既适用于医师，也适用于患儿自我评估哮喘控制，患儿可以在就诊前或就诊期间完成哮喘控制水平的自我评估。这些问卷是儿童哮喘有效的控制评估方法，并可增进医患双向交流，提供连续评估的客观指标，有利于哮喘长期监测。

在哮喘长期管理治疗过程中，尽可能采用客观评估哮喘控制的方法，连续监测，提供可重复的评估指标，从而调整治疗方案，确定维持哮喘控制所需的最低治疗强度，维持哮喘控制，降低医疗成本。

（二）哮喘防治教育

1. 哮喘早期预防　包括母亲怀孕及婴儿出生后避免接触香烟环境；提倡自然分娩；鼓励母乳喂养；出生 1

年内婴儿尽量避免使用广谱抗生素。

2. **教育内容** 包括哮喘的危险因素、发病机制、哮喘急性发作的处理、日常自我监测、观察治疗药物的特点、心理因素的自我调节等。

3. **教育方式** 可以通过门诊、交流座谈会、媒体宣传、网络教育、学校、社区及对医师进行教育等多种形式让家属了解哮喘知识。

（李 淼 韩晓华）

第 **7** 章
过敏相关皮肤病变

第一节 特应性皮炎

特应性皮炎（atopic dermatitis，AD）是一种慢性、复发性、炎症性皮肤病。因患者常合并过敏性鼻炎、哮喘等其他特应性疾病，故被认为是一种系统性疾病。AD 患者往往有剧烈瘙痒，严重影响生活质量。过去30 年，全球范围内 AD 患病人数逐渐增加。2014 年采用临床医师诊断标准，我国 12 个城市 1～7 岁儿童 AD 患病率达到 12.94%，1～12 月龄婴儿患病率达30.48%。

【病因及发病机制】

AD 的发病与遗传和环境等因素关系密切。父、母亲等家庭成员有过敏性疾病史是本病的最强风险因素，遗传因素主要影响皮肤屏障功能与免疫平衡。环境因素包括气候变化、生活方式改变、不正确的洗浴、感染原和变应原刺激等。此外，心理因素（如精神紧张、焦虑、抑郁等）也在 AD 发病中发挥一定作用。

虽然 AD 的确切发病机制尚不清楚，但目前研究认为，免疫异常、皮肤屏障功能障碍、皮肤菌群紊乱等因素是本病发病的重要环节。Th2 型炎症是 AD 的基本特征，IL-4 和 IL-13 是介导 AD 发病的重要细胞因子。

AD 皮损和外观正常皮肤常伴有以金黄色葡萄球菌定植增加和菌群多样性下降为主要表现的皮肤菌群紊乱，以及所导致的代谢功能异常，促进了皮肤炎症的进展。反复搔抓是导致皮肤炎症加重和持续的重要原因。非免疫性因素如神经 - 内分泌因素也可参与皮肤炎症的发生和发展。

【临床表现】

本病临床表现多种多样，可表现为急性和慢性反复发作。本病在不同年龄段有不同的临床表现，通常可分为婴儿期、儿童期和青年成人期。

1. **婴儿期（2 月龄～ 2 岁）** 约 60% 患者于 1 岁以内发病，以出生 2 个月以后为多。初发皮损为颊面部瘙痒性红斑，继而在红斑基础上出现丘疹、丘疱疹，密集成片，境界不清。搔抓、摩擦后很快形成糜烂、渗出和结痂等，皮损可迅速扩展至其他部位（如头皮、额、颈、腕、四肢等）。病情时轻时重，可出现继发感染。一般在 2 岁以内逐渐好转、痊愈，部分患者病情迁延发展为儿童期。

2. **儿童期（2 ～ 12 岁）** 多在婴儿期 AD 缓解 1 ～ 2 年后发生并逐渐加重，少数自婴儿期延续发生。皮损累及四肢屈侧或伸侧，常限于肘窝、腘窝等处，其次为眼睑、颜面和颈部。皮损暗红色，渗出较婴儿期为轻，常有抓痕，久之形成苔藓样变。此期瘙痒仍剧烈，形成"瘙痒—搔抓—瘙痒"的恶性循环。

3. **青年成人期（12 岁以上）** 指 12 岁以后青少年期及成人阶段的 AD，可以从儿童期发展而来或直接发生。好发于肘窝、腘窝、四肢、躯干，某些患者掌跖部位明显。皮损表现为局限性苔藓样变，有时可呈急性、亚急性湿疹样改变。患者皮肤往往较干燥。瘙痒剧烈，常可见抓痕、血痂及色素沉着。

【辅助检查】

常见嗜酸细胞增高和血清 IgE 升高。

【诊断要点】

目前国际上常用的 AD 诊断标准仍为 Williams1994 年制定的标准（表 7-1）。

表 7-1　Williams 诊断标准

持续 12 个月的皮肤瘙痒加上以下标准中的 3 项或更多：

1. 2 岁以前发病
2. 身体屈侧皮肤受累（包括肘窝、腘窝、踝前或颈周，10 岁以下儿童包括颊部）
3. 有全身皮肤干燥史
4. 个人史中有其他过敏性疾病如哮喘或花粉症，或一级亲属中有过敏性疾病史
5. 有可见的身体屈侧湿疹样皮损

【鉴别诊断】

本病需与湿疹、慢性单纯性苔藓、婴儿脂溢性皮炎等进行鉴别。

1. **湿疹**　是由多种内、外因素引起的皮肤炎症，临床上急性期皮损以丘疱疹为主，有渗出倾向，慢性期以苔藓样变为主，易反复发作。常无家族史，无一定好发部位。

2. **慢性单纯性苔藓**　皮疹为苔藓样变和多角形扁平丘疹，无个人史和家族遗传过敏史，无特殊皮损发生和发展规律，无血清异常表现。

3. **婴儿脂溢性皮炎**　常发生于婴儿的头皮、耳后、眉间及鼻唇沟处，以灰黄色或棕黄色油腻性鳞屑为特征

性皮损，无遗传过敏性家族史。

4. **婴儿湿疹**　俗称"奶癣"，是发生在婴儿头面部的一种急性或亚急性湿疹。无一定的好发部位，且家族中常无过敏性疾病史。

【治疗要点】

1. **外用药物治疗**　糖皮质激素是控制病情、缓解症状的主要药物，应根据年龄和皮损状况适当选用，同时应注意长期应用引起的不良反应。保湿润肤剂能缓解皮肤干燥。

2. **系统药物治疗**　口服抗组胺药可不同程度地缓解瘙痒和减少搔抓；继发细菌感染时需加用抗生素；除皮损渗出明显外，不提倡使用抗生素预防感染。

【预防】

注重发现可能加重疾病的环境因素（如搔抓、刺激性食物等）并尽量避免；适当减少使用碱性洗剂的次数，以免过度去除皮脂膜。加强润肤尤为重要。

（王　颖　韩秀萍）

第二节　荨　麻　疹

荨麻疹是一种常见的非传染性皮肤病，典型损害表现为瘙痒性风团，严重影响患者的生活质量。荨麻疹从婴儿到成人都可以发病。世界范围内荨麻疹的终身发病率高于 20%，儿童荨麻疹的发病率是 2.1% ~ 6.7%。病程短于 6 周称为急性荨麻疹，反复发作超过 6 周称为慢性荨麻疹。儿童中最常见的是急性荨麻疹，慢性自发性荨麻疹更常见于中年成年人，特别是女性，婴儿、儿童和青少年也有报道。

【病因及发病机制】

1.荨麻疹的病因比较多样，急性荨麻疹约50%的患者有明确诱因，如感染、食物、药物等，尤其儿童发病前常有上呼吸道感染。慢性荨麻疹大多找不到明确诱因，可能与环境因素、物理因素、运动及自身免疫等可能有关。

2.荨麻疹的发病机制是由于激活的肥大细胞和嗜碱性粒细胞释放组胺、白三烯、缓激肽、前列腺素 D_2 及血管活性因子，导致局部毛细血管扩张，血浆渗出进入组织。组胺与 H_1 受体的结合刺激 C 纤维出现瘙痒感。组胺与毛细血管后微静脉上的 H_1 型组胺受体结合，引起血管扩张、血管通透性增加和水肿。肥大细胞的激活可以通过 IgE 依赖性或非 IgE 依赖性机制介导。

【临床表现】

荨麻疹风团的大小、数量和形状相差很大，可在身体的任何部位出现。通常单个风团会在几个小时内（最长不超过24小时）消失。瘙痒感在傍晚或晚上常更严重。

荨麻疹可分为急性自发性荨麻疹和慢性自发性荨麻疹、寒冷性荨麻疹、慢性诱导性荨麻疹、延迟性压力性荨麻疹、热性荨麻疹、日光性荨麻疹、人工荨麻疹（皮肤划痕症）、震动性荨麻疹,特殊类型包括水源性荨麻疹、胆碱能荨麻疹、接触性荨麻疹。

急性荨麻疹是持续时间少于6周的自发性风团和潮红反应。可表现为环形、圆形、多环、弧形、靶形皮损，甚至出现类似瘀斑的紫色充血。环形的表现在幼儿中更为常见，并可伴有急性水肿。剧烈的瘙痒，尤其是在晚上，睡眠障碍以及对血管性水肿的恐惧造成患儿生活质量下降。可伴有发热、关节痛、头痛或心血管疾病等一般症状，舌和咽部受累较少见，但出现时可伴有声音嘶哑、吞咽困难和呼吸困难。通常由病毒感染触发的，药物原因很少见。通常持续不超过 1 或 2 周，且无后遗症。如果长时间出现单独的风团（超过 24 小时）、紫癜、红斑和色素沉着，则应通过活检病理以排除血管炎。

慢性自发性荨麻疹的临床症状与急性荨麻疹相似，但持续时间超过 6 周。关于儿童血管性水肿的流行病学资料很少。有关荨麻疹儿童的研究中，78.4%患儿仅表现风团，6.65%仅有血管性水肿，15%两者均有。长期低频率发作的荨麻疹，更有可能是环境因素触发。

慢性自发性荨麻疹虽然在儿童中非常少见，但它可能与恶性疾病、各种类型的白血病、淋巴瘤（霍奇金病）或自身免疫性淋巴增生综合征有关。此外，罕见的遗传综合征和免疫疾病（例如系统性红斑狼疮、低补体性荨麻疹性血管炎综合征）可能伴有（通常是非瘙痒性）荨麻疹样皮肤损害。其他鉴别诊断包括疥疮、蚊虫叮咬反应、自身免疫性大疱性皮肤病（例如大疱性类天疱疮）、血管炎和多形红斑的早期阶段。

慢性诱导性荨麻疹亚型：慢性诱导性荨麻疹是一组独特人群在特定刺激下可重复产生的荨麻疹，包括物理性荨麻疹和特殊的荨麻疹亚型，例如胆碱能性荨麻疹。儿童最常见的亚型是皮肤划痕症、胆碱能性荨麻疹和寒冷性荨麻疹。

皮肤划痕症是在机械剪切力作用后几分钟内形成的，并伴有强烈的瘙痒感。在成人和儿童中，皮肤划痕症是慢性诱导性荨麻疹的最常见亚型。可与慢性自发性荨麻疹同时出现。

胆碱能性荨麻疹：胆碱能性荨麻疹在年轻人中很常

见，并可与寒冷性荨麻疹并存。典型的风团具有针头大小，并在几分钟到 1 小时消失。可能会出现全身症状，比如恶心、头晕和头痛。

寒冷性荨麻疹：患者接触到寒冷的物体或冷水、寒冷的空气和寒冷的食物／饮料，可在几分钟之内引发荨麻疹和血管性水肿。严重情况下，有可能发展为过敏反应。主要是年轻人受到影响，儿童中也会出现。胆碱能性荨麻疹可以并存。

日光性荨麻疹的特征是在暴露于阳光下的几秒或几分钟内突然出现短暂的红斑、风团和皮肤瘙痒。可由紫外线 A（UVA），可见光（VL）和频率较低的 UVB 引起。在儿童和婴儿中已经有报道。

儿童很少有其他慢性诱导性荨麻疹亚型的报道，如迟发性荨麻疹、热性荨麻疹、水源性荨麻疹和震动性荨麻疹／血管性水肿。

接触性荨麻疹在接触到一种可能引起免疫反应（IgE 依赖）或非免疫反应（非 IgE 依赖）后发生。与荨麻植物接触是非过敏性荨麻疹的最常见形式。接触性荨麻疹可由乳胶、食物和动物引起，主要在特应性个体中发挥作用（特别是在特应性皮炎中）。牛奶、鸡蛋、大豆或小麦过敏的儿童，如果吸食相应食物后，嘴唇可能会出现肿胀。

【辅助检查】

通常不需要做过多的检查。一般情况下急性患者可通过检查血常规初步了解发病是否与感染相关。慢性患者如病情严重、病程较长或对常规剂量的抗组胺药治疗反应差时，可考虑行相关检查，如血常规、粪虫卵、肝肾功能、免疫球蛋白、红细胞沉降率、C 反应蛋白、补体、相关自身抗体和D - 二聚体等，以排除感染及风湿免疫性疾病等。必要时可进行变应原筛查、自体血清皮肤试验、幽门螺杆菌感染检测、甲状腺自身抗体测定和维生素D的测定等，以尽可能找出可能的发病因素。

诱导性荨麻疹还可根据诱因不同，做划痕试验、光敏试验、冷热临界阈值等检测，以对病情严重程度进行评估。如果怀疑荨麻疹血管炎可行皮肤病理，查类风湿因子、冷球蛋白、肝炎病毒。IgE 介导的食物变态反应可提示机体对特定食物的敏感性，其结果对明确荨麻疹发病诱因有一定参考价值，但对多数慢性荨麻疹发病诱因的提示作用较有限。

【诊断要点】

患者病史和体格检查仍然是确定荨麻疹潜在原因的最佳途径，是指导进一步检查的基础。应仔细评估感染症状和体征，并对所有慢性荨麻疹患儿进行适当治疗。此外，对于那些患有顽固性慢性荨麻疹的儿童，应更彻底地寻找传染源。

1. 急性荨麻疹　最常见的类型是急性非过敏性荨麻疹，其中大多数病例与急性上呼吸道炎症(大多数病例)、胃肠道或泌尿生殖道感染有关。在特应性患者中，特别是特应性皮炎的年幼儿童，可以发现由 IgE 介导的过敏(例如食物变应原)引起的急性过敏性荨麻疹，但仅占5%。年龄较小的儿童涉及的食物包括鸡蛋、牛奶、大豆、花生和小麦，而年龄较大的儿童涉及的食物包括坚果、鱼和海鲜。药物过敏并不是儿童荨麻疹的常见原因，但应考虑。

急性荨麻疹的诊断基于详细的病史，以确定潜在的触发因素（询问特应性疾病、已知的过敏、药物摄入、感染迹象）及体格检查（血压、脉搏、肺听诊）。如果病史无法确定原因，则由于急性自发性荨麻疹的自限性，因此无须进行其他检查。过敏测试应始终以既往结果为指导，以避免产生假阳性结果。

2. **慢性自发性荨麻疹** 慢性自发性荨麻疹的诊断基于完整的病史，考虑到潜在的触发因素，进行体格检查，包括皮肤划痕试验，实验室检查。应尽一切努力在每个患者中寻找潜在的病因，因为识别和消除因果关系代表了最佳的治疗方法。由外源性变应原引起的 IgE 介导的超敏反应通常很少是慢性自发性荨麻疹症状的原因。与急性自发性荨麻疹相反，真正由食物引发的过敏是罕见的。因此，不建议对吸入剂和食物变应原进行常规的皮肤点刺试验。可能的机制包括自身免疫机制和持续性感染性疾病（病毒、细菌、真菌、寄生虫）。在儿童和青少年中，经常发现持续感染链球菌，但幽门螺杆菌感染也可能是相关的。几项研究提示慢性荨麻疹患者的幽门螺杆菌感染率高于对照。在慢性自发性荨麻疹的慢性难治性病例中也应考虑寄生虫。在儿童和年轻人中，诊断工作中可能还包括针对 EB 病毒和巨细胞病毒的血清学检查。

慢性自发性荨麻疹与各种自身免疫病，尤其是自身免疫性甲状腺疾病，以及腹腔疾病的较高发病率有关。与成人一样，约 1/3 的儿童表现出由功能性肥大细胞 -IgG 抗体针对高亲和力 IgE 受体的 α 亚基的刺激性引起的自身免疫病的证据，而针对 IgE 自身的情况则很少。假性过敏机制和其他潜在诱因，例如内部疾病和恶性肿瘤，是儿童荨麻疹的偶发病因。摄入阿司匹林和非甾体抗炎药（NSAID）可能会加剧症状，并通过非 IgE

介导的假性过敏反应机制加重病情。

　　胆碱能性荨麻疹：胆碱能性荨麻疹是由体温的小幅升高引起的。体温升高可能是体育锻炼、受热（热水澡）或情绪紧张的结果。出于诊断目的，可通过锻炼测力计或原地跑步 5 ～ 15 分钟来激发胆碱能性荨麻疹。激发前应避免饮食超过 6 小时，以排除对食物的影响。

　　寒冷性荨麻疹：在暴露于寒冷后会立即发生（很少延迟）反应，降低体温后也可能普遍发生反应。梅毒、疏螺旋体病、肝炎、传染性单核细胞增多症和 HIV 感染及其他细菌感染等传染性疾病可诱发寒冷性荨麻疹。可以通过使用装满冰的金属瓶、冰块和（或）冷水 1 ～ 10 分钟来进行冷激发。寒冷性荨麻疹可能继发于冷球蛋白血症，约占成年人寒冷性荨麻疹患者的 4%。

　　热性荨麻疹：即使在成年人中，局部热性荨麻疹也是一种罕见现象（主要影响年轻女性）。它直接与温暖的物体（38 ～ 50℃）如空气或水接触而形成。平均阈值温度为 44℃。在约 50% 的病例中，荨麻疹伴有全身症状，如虚弱、喘息、头痛、潮红、恶心、呕吐、腹泻、心动过速甚至呼吸困难或晕厥。已经有相关儿童病例的报道。

　　日光性荨麻疹：在暴露于 280 ～ 760nm 波长的光线后几分钟内就会出现瘙痒性风团。尽管尚不清楚确切的发病机制，但据推测日光性荨麻疹是由 IgE 介导。中年妇女受到的影响最大，但也有儿童和婴幼儿发病的病例报告。应明确区分日光性荨麻疹与更常见的多形性日光疹。可应用不同波长（UVA，UVB，可见光，红外光）进行光测试。可见光经常触发日光性荨麻疹。

　　延迟性压力性荨麻疹：标准化压力测试包括在不同

区域（背部，腹部和背部大腿）施加 0.5 ～ 1.5kg/cm^2 的重量 10 分钟。至少应在 30 分钟、3 小时、6 小时和 24 小时间隔后评估测试区域。仅在数小时后出现明显的风团才提示延迟性压力性荨麻疹。

震动性荨麻疹（血管性水肿）：少见，（气锤，震动机）会导致有或没有血管性水肿的震动性荨麻疹。

水源性荨麻疹：水源性荨麻疹非常罕见，不仅在成年人中，在儿童中也是一样。与任何温度的水接触都会从角质层中释放出水溶性变应原，该变应原扩散到真皮中，在接触区形成风团反应。进行激发时，应在约人体温度（37℃）下接触温水 30 分钟。

接触性荨麻疹：接触性荨麻疹的特征是致敏物质透过皮肤或黏膜渗透的部位会立即产生风团和瘙痒。在免疫性荨麻疹中，反应可能扩散到接触部位之外，并发展为全身性荨麻疹／过敏反应。如果怀疑是由 IgE 介导的反应，则应进行皮肤点刺试验和 IgE 化验。

【鉴别诊断】

鉴别诊断的范围从良性和自限性的超敏反应到多系统炎性疾病。

荨麻疹或荨麻疹样病变的常见鉴别诊断包括疥疮、昆虫叮咬反应、早期多形性红斑和多形性日光疹。此外，在最初的大疱性天疱疮或全身性疾病（如红斑狼疮）中也可发现风团或荨麻疹样病变。超过 24 小时的风团应进行活检以排除血管炎。荨麻疹性血管炎是一种Ⅲ型超敏反应，由抗原抗体复合物介导于血管内皮上，导致炎症反应和血管炎。可由感染、药物治疗或肿瘤引发。持续时间长和严重的周身症状，比如关节炎、发热和神经系统症状提示儿童可能患有自身免疫性炎症。比如系统性红斑狼疮、低补体血症荨麻疹血管炎综合征（HUVS）、幼年性节炎、川崎病、肥大细胞增多症、Gleich 综合征（伴有嗜酸性粒细胞增多的反复血管性水肿）、疱疹样皮炎、淋巴瘤、白血病、血清病样反应。

在鉴别发热、肢端水肿、关节痛和皮疹的幼儿时，应考虑血清病样反应（SSLR）。其是荨麻疹超敏反应，通常在抗原暴露后 7～21 天发生（大多数情况下是药物，例如头孢克洛）与关节痛和发热相关的无痒风团可考虑为极罕见的与 Cryopyrin 蛋白相关周期综合征（CAPS）。家族冷自主炎症综合征（FCAS）：5 分钟～ 3 小时的寒冷暴露：发热，非瘙痒性荨麻疹皮疹（持续约 12 小时），关节痛，结膜充血，中性粒细胞增多，红细胞沉降率和 C 反应蛋白升高。Muckle-Wells 综合征（MWS）：最开始表现为发热、非瘙痒性荨麻疹、关节痛（可患有严重的破坏性多关节炎），持续 1 ～ 3 天，不依赖于寒冷暴露，进行性高频感音神经性耳聋耳蜗慢性炎症（导致青春期完全性耳聋）。新生儿发作多系统炎性疾病 / 慢性婴儿神经，皮肤和关节炎（NOMID / CINCA）CAPS：出生最初几周开始，最严重的是累及系统性先天性炎症，主要影响皮肤、眼睛、关节和中枢神经系统（CNS），包括多个关节痛或破坏性多关节炎。非瘙痒性的皮疹；中枢神经系统：头痛，呕吐，癫痫发作，认知功能受损，视神经乳头水肿，无菌性脑膜炎，结膜炎和葡萄膜炎。

【治疗要点】

治疗目标是最大程度地提高生活质量，包括工作或上学的能力，并最大程度地减少与药物有关的如镇静药等副作用。

对所有荨麻疹亚型对症治疗的主要手段是第二代

H_1 抗组胺药。应避免使用较老的 H_1 抗组胺药，因为它们会导致抗胆碱能的不良反应，出现认知障碍和影响睡眠方式。但是如果需要静脉给予抗组胺药，目前仅有第一代 H_1 抗组胺药可供选择。

对荨麻疹患儿进行的最广泛研究的第二代 H_1 抗组胺药是西替利嗪及其活性对映体左西替利嗪。可用于儿科的其他第二代口服 H_1 抗组胺药（但并非总是用于荨麻疹）有氮䓬斯汀、比拉斯汀、地氯雷他定、依巴斯汀、非索非那定、氯雷他定、咪唑斯汀和卢帕他定。

急性自发性荨麻疹：大多数急性荨麻疹病例是短暂的，并不复杂，抗组胺药治疗有效。区分荨麻疹的急性发作与初期过敏反应至关重要。如果出现呼吸窘迫（喘鸣，哮鸣）、低血压和全身性严重荨麻疹，建议到急诊就医或及时住院治疗。

治疗包括：在适当情况下，停止摄入致敏药物，清除昆虫毒刺，如果有细菌感染，应用抗生素。对症治疗包括每天服用多达4倍剂量的第二代 H_1 抗组胺药（增加剂量时要考虑潜在的副作用），如果有利，还可以使用止痒和清凉剂进行局部治疗。在严重情况下（比如出现严重的血管性水肿），可能需要额外给予糖皮质激素（口服或静脉给药）和抗组胺药，并且可能需要重复给药。在进展的病例中须行过敏性休克进行治疗，包括适当给予肾上腺素。在大多数情况下，静脉注射 H_1 抗组胺药和糖皮质激素治疗后，病情可迅速好转。但是，症状可能会在数小时后再次出现。在大多数患者中，症状持续不到2周。因此，门诊患者应服用足够剂量的第二代 H_1 抗组胺药1～2周，并应为严重症状提供抢救药物（例如口服皮质类固醇）。

慢性自发性荨麻疹：根据当前的国际荨麻疹指南，治疗每种荨麻疹亚型的目的应是实现完全的症状控制。治疗试验的相关结果包括瘙痒、风团大小、风团和（或）血管性水肿的数量和频率及疾病的缓解等。应避免非特异性触发因素，例如阿司匹林/其他非甾体抗炎药的摄入，含乙醇的制剂和过热。对明确的潜在、持续性细菌和寄生虫感染进行特异性和充分的治疗可导致完全缓解。如果对食品添加剂发生非过敏性超敏反应，则避免饮食 3～6 个月可能会有帮助。

药物治疗在很大程度上仍是对症治疗。基于循证医学的标准可给予长效第二代 H_1 抗组胺药。第二代 H_1 抗组胺药比第一代药物具有更持久的作用，并且通常没有第一代药物所见的镇静的后遗症。需要增加剂量的情况下优选第二代 H_1 抗组胺药。

为了在慢性自发性荨麻疹中给予足够的剂量，通常的做法是超过许可剂量。当前的国际准则建议在考虑潜在副作用的同时将剂量增加至正常剂量的 4 倍。但是，即使在成年人中，也没有使用 4 倍剂量的随机对照试验。

H_1 抗组胺药通常是安全的。潜在的副作用包括但不限于：工作能力受损，镇静，与 CYP450 酶的相互作用，肝脏、心脏副作用以及肾毒性。在妊娠期间，标准剂量的氯雷他定和西替利嗪被认为是安全的。

但是，使用标准剂量的第二代 H_1 抗组胺药很难完全缓解。如果症状仍有加重，则剂量应增加。如果症状持续存在，可以考虑给予奥马珠单抗、环孢素或孟鲁司特进行治疗。

奥马珠单抗是一种重组人源化抗免疫球蛋白 E（IgE）抗体，它与 IgE 重链的 C ε 3 结构域结合并阻止其与高亲和力受体 FcεR Ⅰ 结合。在哮喘领域已经进行了大量研究。2017 版欧洲变应性反应与临床免疫学会 / 全球哮喘与变态反应欧洲网络 / 欧洲皮肤病学论坛 / 世界变态反应组织指南中奥马珠单抗适用于对 H₁ 抗组胺药难治的慢性自发性荨麻疹的成人和 12 岁及以上的儿童。目前已有 4 ～ 11 岁儿童应用奥马珠单抗后病情完全缓解的报道。单次注射剂为 75 ～ 300mg，频次为每 2 周 1 次或每 4 周 1 次。

在成人中短期研究显示了使用环孢素（每千克体重 2.5 ～ 5mg）治疗有效。但是，临床反应通常要等到用药开始后至少 4 ～ 6 周才会发生，并且必须考虑潜在的严重副作用（例如，肾脏和肝功能的异常、高血压、免疫抑制和增加的癌症风险）。在患有慢性荨麻疹儿童中，有使用环孢素 3mg/（kg•d）治疗后缓解的相关病例报道。

白三烯受体拮抗剂孟鲁司特是另一种选择。尽管疗效并不确切，孟鲁司特已获得儿科使用许可，但是很少有研究评估将孟鲁司特全身性治疗与儿童荨麻疹的抗组胺药相结合的有效性。

全身性糖皮质激素治疗仅适用于急性加重和短期发作（最长 10 天，初始推荐剂量为每千克体重 0.5 ～ 1mg 泼尼松龙当量）。

【预后】

急性荨麻疹预后良好。没有特定的预后因素可确定是否发展为慢性自发性荨麻疹风险。充分治疗急性自发性荨麻疹可以抑制进展为慢性自发性荨麻疹。研究表明，患有急性荨麻疹的儿童中有 20% ～ 30% 会发展为慢性荨麻疹，其中几乎所有病例都与急性感染有关。儿童慢性荨麻疹缓解好于成年人。尽管数据有限，但儿童慢性自发性荨麻疹的预后良好。慢性荨麻疹患儿中有 1/2 在 5 年内症状消失。

【预防】

避免接触可能致敏的物质、环境，热性荨麻疹和寒冷性荨麻疹需注意避免降温或保暖，患者需要尽量避免接触过敏性物质，有明确饮食成分过敏的儿童可以考虑饮食避免。

（徐宏慧 翟金龙）

第三节 接触性皮炎

接触性皮炎是由于皮肤黏膜接触某些外源性物质后，在接触部位发生的急性或慢性炎症反应。

【病因及发病机制】

1. 原发刺激性接触性皮炎 接触物对皮肤有很强的刺激性，任何人接触后均可发生。

2. 变态反应性接触性皮炎 Ⅳ型变态反应。接触物基本上是无刺激的，少数人在接触该物质致敏后，再接触该物质，经 12 ～ 48 小时在接触部位及其附近发生皮炎。

【临床表现】

1. 原发刺激性接触性皮炎 ①任何人接触均可发病；②无一定潜伏期；③皮损多限于直接接触部位；④急性期可表现为红斑、水疱、渗出。亚急性、慢性可表现为红斑、粗糙、脱屑、皲裂。

2. 变态反应性接触性皮炎 ①有一定的潜伏期；②急性期皮损为水肿性红斑，继之出现丘疹、水疱，自觉瘙痒或灼热；③皮损常呈广泛性、对称性分布；④易反复发作。

【辅助检查】

实验室检查：斑贴试验是诊断变态反应性接触性皮炎最可靠和简单的方法。

【诊断要点】

有接触史，在接触部位突然发生边界清晰的急性皮炎，皮疹多为单一形态，除去原因后皮损很快消退等特点。斑贴试验可确诊。

【鉴别诊断】

注意原发性刺激和变态反应性接触性皮炎的鉴别（表7-2）。

表7-2 原发刺激性接触性皮炎和变态反应性接触性皮炎的鉴别

	原发刺激性接触性皮炎	变态反应性接触性皮炎
危险人群	任何人	遗传易感性
应答机制	非免疫性	迟发型超敏反应
接触物特性	无机或有机刺激物	低分子量半抗原
接触物浓度	较高	较低
起病方式	随皮肤屏障丧失，逐渐加重	接触后 12～48 小时
分布	边界常不明显	与接触物对应
诊断方法	试验性脱离致敏原	斑贴试验
治疗	保护，减少接触	完全避免

【治疗要点】

寻找致敏原因，脱离变应原。

外用疗法：急性期而有明显渗液时可用溶液（如3%

硼酸、呋喃西林等）做冷湿敷；慢性和亚急性期可用各糖皮质激素霜剂。

系统治疗：口服抗组胺药，皮损广泛者可口服或静脉滴注糖皮质激素。

【预后】

除去原因后皮损很快缓解，不再接触不复发。

【预防】

已明确过敏者避免接触致敏物；未明确的可通过斑贴试验筛选查找致敏物。

（邱　里　徐宏慧）

第四节　丘疹性荨麻疹和血管性水肿

一、丘疹性荨麻疹

又名虫咬皮炎，由昆虫叮咬引起，以春、夏、秋季多见，是婴幼儿及儿童常见的过敏性皮肤病，成人亦可患病。

【病因及发病机制】

大多数病例的发生与昆虫叮咬有关，如臭虫、跳蚤、虱、螨、蚊、蠓虫等，昆虫的种类随地区而异。昆虫叮咬时皮肤的唾液可能是致敏原，多次叮咬可产生耐受而出现脱敏现象。

【临床表现】

皮疹好发于躯干及四肢伸侧，散在、群集或成条状分布，较少融合。基本损害常为略带纺锤形红色风团样丘疹，可有伪足，顶部常有小水疱。有的发生不久即可在红斑水肿基础上出现半球形隆起的紧张性水疱，可伴剧痒而影响睡眠。皮疹经 1～2 周消退，可留下暂时性色素沉着，可因新皮疹陆续发生或继发感染而使病程迁延。一般无全身症状，局部淋巴结无肿大。

【辅助检查】

暂无。

【诊断要点】

发生于儿童躯干、四肢的纺锤形风团样丘疹，伴有剧烈瘙痒，且无全身症状。

【鉴别诊断】

1. 水痘　发疹前有发热等全身症状，有流行性。皮疹散在分布，为红斑、丘疹及小水疱，以小水疱为主，数目一般较多、损害较小，散发于头面、躯干及四肢，常累及黏膜。轻微痒感。皮疹数天至 1 周后可结痂自愈。

2. 荨麻疹　与荨麻疹的区别在于本病不是风团，是风团样损害。

【治疗要点】

以对症和抗过敏治疗为主。症状较轻者局部外用糖皮质激素霜、止痒洗剂，口服抗组胺药物。继发感染者可外用抗菌药物，必要时可口服抗生素。

【预后】

本病预后良好，可随年龄增长而逐渐减轻。

【预防】

保持环境及个人卫生，注意预防蚊虫叮咬，杀灭臭虫、蚤、虱、螨等昆虫。

二、血管性水肿

血管性水肿是一种发生于较疏松部分真皮深层和皮

下组织或黏膜的局限性水肿，分为获得型和遗传型。

【病因及发病机制】

1. 获得型　发生于有过敏体质的个体，食物、药物、吸入物、冷热等为常见诱发因素，发生机制与荨麻疹相同。

2. 遗传型　为常染色体显性遗传，由血液和组织中 C1 酯酶抑制物减低或无活性所致。

【临床表现】

1. 获得型　常见于皮下组织疏松部位，如眼睑、口唇、外生殖器、肢端、头皮等部位。表现为急性局限性水肿，边界不清，呈红色或肤色，表面紧张发亮，触之有弹性感，常合并风团。自觉瘙痒不明显，可有肿胀不适感。常单发，一般持续 1～3 天消退，或在同一个部分反复发作。当喉头黏膜发生水肿时，声嘶、喉部不适、呼吸困难，甚至窒息。

2. 遗传型　多见于儿童、青少年，常反复发作至中年，但中年后发作频率、严重程度均减轻。感染、外伤可诱发本病。皮损为局限性、不对称性、非凹陷性水肿。常单发，自觉瘙痒不明显。可累及口腔、咽部、呼吸道、胃肠道等部位黏膜并出现相应症状。

【辅助检查】

遗传型患者可检测血清 C1 酯酶抑制物、C3、C4、C1q 水平。

【诊断要点】

根据好发疏松部位、突发无症状性肿胀、可自行消退等典型临床表现，不难建立诊断。若近 50% 家族成员发病，且患者发病年龄较早，则考虑遗传型血管水肿的可能。

【鉴别诊断】

荨麻疹：二者都是局部水肿性，荨麻疹常伴剧烈瘙痒，皮疹一般多在24小时内消退。

【治疗要点】

1. **获得型血管性水肿** 治疗与荨麻疹相同，抗组胺药物常有效，可选用镇静作用较轻的第二代 H_1 受体拮抗药。维生素 C 和钙剂可降低血管通透性，与抗组胺药有协同作用。在喉头水肿时，可予肾上腺素，同时使用糖皮质激素或氨茶碱等，治疗无效且危及生命时可采用气管切开术急救。

2. **遗传型血管性水肿** 对抗组胺药和糖皮质激素无效。可以用桂利嗪治疗，急性发作时输入新鲜血浆以补充 C1 酯酶抑制物。

【预后】

获得型血管性水肿预后良好。

【预防】

1. **获得型** 注意寻找病因，规避可致敏物质。

2. **遗传型** 长期使用抗纤溶酶药物或雄性激素可预防发作。

（李佳蔚　韩秀萍）

第五节　药　　疹

药疹（drug eruption）亦称药物性皮炎（dermatitis medicamentosa），是指药物经口服、注射、吸入、栓剂或外用等途径进入人体后引起的皮肤黏膜不良反应。随着新药的不断面世、用药人群不断增多及滥用药物等，药疹的发生率不断升高。药疹的表现多种多样，患儿病情轻重不一，严重者可累及多个系统，甚至危及生命。

【病因及发病机制】

1. 病因 是因有易感性的个体，在用药过程中，被某种药物或其代谢产物致敏，产生特异性抗体或致敏淋巴细胞，当再次应用该药时发生的特异性免疫反应。可以引起药疹的药物种类很多，最常见的有抗生素、解热镇痛药、镇静催眠药、抗癫痫药和中草药等。

2. 发病机制 药疹的发生机制复杂，可分为变态反应和非变态反应两大类。多数药疹属于变态反应。

（1）变态反应机制：一种药物激发变态反应的能力由多种因素综合决定，包括药物的分子特性、药物代谢的个体差异、免疫遗传背景及接受药物时个体的状况等。变态反应的药物既可以是药物原型，也可为其降解产物、赋形剂甚至杂质。各型变态反应均可发生于药疹。

与变态反应有关的药疹有如下特点：①有一定的潜伏期；②只发生于少数过敏体质者；③皮损及病情轻重与药物的药理及毒性作用、剂量无相关性，高敏状态下，即使小剂量的药物也可能引起严重的药疹；④临床表现复杂，皮损形态多样，一种药物致敏同一患者不同时期可发生不同类型的药疹；⑤高敏状态下可发生交叉过敏及多价过敏；⑥病程有一定的自限性，抗过敏和糖皮质激素治疗有效。

（2）非变态反应机制：相对少见。可能的发病机制有：①免疫途径的非免疫活化，例如造影剂可以通过激活补体效应引起过敏；②过量反应与蓄积作用；③参与药物代谢的酶缺陷或抑制。

【临床表现】

药疹的临床表现复杂，不同的药物可引起同样的皮疹，同一种药物对不同患儿或同一患儿的不同时期也可引起不同类型的药疹。目前药疹有 20 余种，较常见的有以下几种类型。

1. **发疹型药疹** 最常见，常表现为麻疹型或猩红热型。皮损多在首次用药 1 周内出现，发病突然，可伴有发热等全身症状。麻疹型药疹表现为针头或粟粒大小红色斑丘疹，对称分布，可泛发全身，以躯干为著，多明显瘙痒。猩红热型皮损呈弥漫性鲜红斑或呈米粒或豆大红色斑疹或斑丘疹，密集对称分布，多从头部开始，迅速融合，向躯干、四肢发展，剧烈瘙痒，1～2 周后，发生糠秕样或片状鳞屑。此型药疹常由磺胺类药物、巴比妥、青霉素、解热镇痛药等引起。

2. **固定型药疹** 指在同一部位反复以同一形式发生的药疹。好发于口腔和皮肤 - 黏膜交界处，亦可累及躯干四肢。典型皮损为圆形或椭圆形水肿性紫红色斑，界线清楚，其上可有小水疱，如在口腔或外生殖器部位，可表现为糜烂及红斑。每次发生在原部位并逐渐扩大，也可在其他部位有新皮损发生。消退后留色素沉着，如再服药时原色素斑明显发红。自觉轻度瘙痒或疼痛，皮损广泛的患者可伴发热等全身症状。常见致敏药物包括磺胺类、巴比妥类、解热镇痛类和四环素等。

3. **荨麻疹型药疹** 指由药物引起的荨麻疹样皮疹，其典型皮损表现与急性荨麻疹类似，呈瘙痒性风团，但潮红更明显，持续时间更长。可伴有低热、腹痛、胸闷、关节痛等，部分可伴有血管神经性水肿。常由血清制品、青霉素、呋喃唑酮等药物引起。破伤风抗毒素可引起迟发性荨麻疹型药疹，在注射 7 日左右才发生。

4. **紫癜型药疹** 此类药疹通过Ⅱ型或Ⅲ型变态反应

介导，好发于双下肢、呈对称性，严重者可累及躯干四肢。轻者常表现为针头至豆粒大小红色瘀点或瘀斑，稍隆起，可伴发风团或血疱。病情严重者可有关节肿痛、腹痛、血尿、便血等。常见的致敏药物有抗生素、巴比妥类、利尿药等。

5. **湿疹型药疹**　患儿多因首次接触某种药物使局部皮肤致敏并引起接触性皮炎，以后再次系统使用相同或相似的药物导致，表现为全身泛发性湿疹样改变，伴有不同程度瘙痒，病程一般 > 1 个月。常见的致敏药物有青霉素、链霉素、磺胺等。

6. **多形红斑型药疹**　分为轻型和重型。轻型者皮疹表现为大小不等的水肿性红斑，边缘带呈紫色，形成特征性的靶形或虹膜样损害，水疱或紫癜亦可出现，可伴有发热和白细胞增多，皮损在 2～3 周愈合。重症者称史 - 约综合征（Stevens-Johnson syndrome，SJS），皮疹严重且分布广泛，口、眼、外阴黏膜发生水疱糜烂，剧烈疼痛，并伴有高热、关节痛、腹痛等全身症状，严重者可危及生命。本型药疹常见致敏药物与大疱性表皮坏死松解型药疹相似。

7. **大疱性表皮松解型药疹**　是最严重的药疹之一，起病急，进展快。皮疹往往初发于患儿的面部、颈部和胸部，为粟粒至绿豆大小鲜红色至暗红色斑片，很快融合呈片，并迅速发展至全身，部分红斑中央很快出现水疱，进而融合成大疱，尼氏征（+），水疱破裂后形成大片糜烂面，皮肤触痛明显。患儿常伴有高热、嗜睡等严重中毒症状，并伴有口腔、眼、尿道口和肛周等黏膜损害，严重者出现心、肝、肾等内脏损害。若抢救不及时常因继发感染、肝肾衰竭、电解质紊乱、内脏出血等而死亡。常由解热镇痛药、磺胺类、抗生素、巴比妥类等药物引起。

8. 药物超敏反应综合征 (drug-induced hypersensitivity syndrome)　是一种以急性广泛皮损，伴发热、淋巴结肿大、多脏器受累（肝炎、肾炎、肺炎）、嗜酸性粒细胞增多及单核细胞增多等血液学异常为特征的严重全身性药物反应，目前认为是 T 细胞介导的，由药物的毒性代谢产物引起的一种迟发型超敏反应。常于首次用药后 2 ～ 6 周发生，再次用药可在 1 天内发病，多见于环氧化物水解酶缺陷的个体。皮损特点：初发皮疹多为丘疹或麻疹样损害，部分患者可进展为红皮病，多伴有颜面肿胀，后期皮肤干燥有鳞屑，剧烈瘙痒。可触及颈部淋巴结肿大（＞ 2mm），内脏累及主要以肝损害最常见，肾、肺、心脏均可受累。还可出现腹泻、胰腺炎、贫血、甲状腺功能减退等。诱发药物主要是抗癫痫药和磺胺类，也可由别嘌醇、米诺环素、甲硝唑、特比奈芬、雷尼替丁等引起。

9. 其他药疹　药物还可以引起痤疮型药疹、光敏感型药疹、急性泛发型发疹性脓疱病型药疹、天疱疮样药疹、手足综合征等。

【辅助检查】

1. 致敏药物的检测

（1）体内试验

①皮肤试验：常用的特异性检查包括皮内试验、划破试验、点刺试验、皮窗试验和斑贴试验等。以皮内试验较常用，准确度较高，适用于预测皮肤速发型超敏反应，如临床上预测青霉素过敏，但阴性不能绝对排除患儿发生临床过敏反应的可能，对高度药物过敏史者禁用。

为预防皮肤试验诱导严重全身反应（过敏性休克），应在测试前准备好肾上腺素、氧气等抢救措施。对药物引起的接触性皮炎和湿疹型药疹，斑贴试验较有意义，且较为安全。

②药物激发试验：药疹消退一段时间后，内服试验剂量（一般为治疗量的 1/8 ～ 1/4 或更小量），以探查可疑致敏药物。此试验有一定的危险性，仅适用于口服药物所致的轻型药疹，同时疾病本身又要求必须使用该药治疗时（如抗结核药、抗癫痫药等），禁用于速发型和重症型药疹的患儿。

（2）体外实验：安全性高，可选择嗜酸性粒细胞脱颗粒试验、放射变应原吸附试验、组胺游离试验、淋巴细胞转化试验等，但上述试验结果均不稳定，且操作繁杂，临床尚难普遍开展。

2. 其他实验室检查 大疱表皮松解型药疹可导致水、电解质紊乱，肝酶、心肌酶升高。合并感染时创面菌培养可阳性，可有外周白细胞总数升高、中性粒细胞比例上升、C 反应蛋白升高等。

【诊断要点】

本病根据明确的服药史、一定的潜伏期、相对特异的临床表现进行诊断，同时需排除具有类似皮损的其他皮肤病及发疹性传染病。一般来说，药疹的皮损颜色较类似的皮肤病更为鲜艳，瘙痒更为明显，且停用致敏药物后症状减轻或消失。如患儿同时使用两种以上药物，应根据既往服药史、药疹史及此次用药与发病的关系等信息加以综合分析来判断致敏药物。

【鉴别诊断】

1. 发疹型药疹要与猩红热或麻疹进行鉴别。

2.荨麻疹样药疹与感染、食物等诱因引起的荨麻疹相比，前者皮疹持续时间长，更容易出现手足及关节肿胀等血清病样反应，单纯抗组胺药物治疗效果不佳。

3.固定型药疹可在固定部位反复发生，需与单纯疱疹进行鉴别，后者皮损常表现为簇集性水疱，愈后一般不会有色素沉着。

4.多形红斑型药疹需与川崎病进行鉴别，川崎病可表现为多形红斑样皮疹，同时伴有高热、手足肿胀，白细胞、C反应蛋白、红细胞沉降率等炎症指标升高等特点，其特征性黏膜损害为口唇及球结膜充血，不伴有糜烂和渗出。

5.大疱性表皮坏死松解型药疹（TEN）需与金黄色葡萄球菌性烫伤样皮肤综合征（SSSS）进行鉴别，后者表现为全身皮肤潮红，表皮剥脱，口周、眼周皮肤糜烂渗出，但口腔内及结膜不受累及，而TEN的临床表现更为严重，可出现口腔黏膜的大量脱落，结膜糜烂渗出，并形成假膜。从病理上看，TEN表现为融合的表皮全层坏死，裂隙出现在表皮下，而SSSS的裂隙出现在表皮内颗粒层。

【治疗要点】

1.立即停用致敏药物及一切可疑药物，嘱患儿多喝水，必要时静脉补液以加速药物排泄。

2.轻型药疹内服马来酸氯苯那敏片、苯海拉明、氯雷他定或西替利嗪等抗组胺药，以及维生素C、钙剂等，外用炉甘石洗剂。必要时口服小剂量激素。

3.重型药疹

（1）糖皮质激素：足量、尽早使用，如氢化可的松

6 ～ 10mg/（kg·d），或地塞米松 0.3 ～ 0.5mg/（kg·d）静脉滴注，足量维持 3 ～ 5 日，或甲泼尼龙琥珀酸钠 10 ～ 30mg/（kg·d）冲击治疗 3 ～ 5 日，依病情变化逐渐减量改口服。同时注意使用胃黏膜保护剂以避免大剂量糖皮质激素的刺激作用。

（2）预防感染：为防止继发感染，酌情选用非致敏抗生素静脉滴注。

（3）加强支持疗法：注意水、电解质平衡，及时纠正低蛋白血症，必要时输血浆或全血。加强营养支持，给予患儿高能量、高蛋白流质饮食、多种维生素及能量合剂等，保证正氮平衡和维持体重。出现相应脏器功能损害时，应对症支持处理，保护受损脏器功能如心肌和肝功能，保护胃肠道黏膜和呼吸道黏膜等。

（4）丙种球蛋白静脉滴注：宜早期使用，1g/（kg·d）连续 2 日静脉滴注或 400mg/（kg·d），静脉滴注 3 ～ 5 日，黏膜损伤越重需要量越大。

（5）血浆置换：清除致敏药物及其代谢毒性产物及炎症介质。

（6）黏膜护理：注意口腔清洁；抗生素眼药水及可的松眼药水交替点眼，正确处理伪膜粘连及角膜溃疡，以免引起眼睑粘连及失明，可请眼科会诊协助诊疗。男性患儿包皮处可予半月形油纱保护以免后期发生包皮粘连。

（7）皮肤护理：急性期尽量减少搬动患儿的次数，以减轻患儿痛苦；放置消毒房间、保持室内合适的温度及湿度，可应用烫伤支架，注意保持皮肤清洁，防止继发感染；水疱、大疱应无菌穿刺抽液，糜烂渗出者局部可予生理盐水或康复新液等湿敷，或以暴露干燥创面。恢复期患儿皮肤屏障功能不足，注意使用润肤剂和防晒霜以避免皮肤干燥、色素异常甚至瘢痕形成等并发症。

4. 过敏性休克的治疗：争取时间，及时抢救。

【预后】

多数预后良好，部分重型药疹可出现严重的系统受累，甚至危及生命。

【预防】

1. 严格掌握用药指征，杜绝滥用药物。

2. 用药前详细询问药物过敏史，注意药物交叉反应。

3. 对用药过程中突然出现的与原发病无关的发热、瘙痒及皮疹应考虑药疹的可能，并及时处理。

4. 使用青霉素、普鲁卡因、抗毒素等药品前应严格遵照操作规程，进行皮试。

5. 将已知致敏药物记入患儿病历首页或建立药物禁忌卡片，并嘱患儿家属牢记，每次看病应及时告知医师，以防再次误用。

（慕珍珍　韩秀萍）

第六节　超敏反应

在某些情况下，过度或不适当的免疫应答可引起组织损伤或器官功能失调，这种免疫应答称为超敏反应，也称变态反应。

【病因及发病机制】

超敏反应分为 4 种：Ⅰ型超敏反应、Ⅱ型超敏反应、Ⅲ型超敏反应、Ⅳ型超敏反应。

1. Ⅰ型超敏反应　又称速发型超敏反应，具有明显的个体差异和遗传倾向，发生快，消退快，常见的变应原包括花粉、尘螨、动物皮毛、奶、蛋、鱼虾、青霉素等。

2. Ⅱ型超敏反应　又称细胞毒型超敏反应，发作较快，是 IgG 或 IgM 类抗体与相应抗原结合，在补体等的参与下，引起的以细胞溶解或组织损伤为主的免疫反应。

3. Ⅲ型超敏反应　又称免疫复合物型超敏反应。免疫复合物沉积于毛细血管基底膜，引起一系列后续反应，最终造成血管及其周围组织炎症。

4. Ⅳ型超敏反应　又称迟发型超敏反应。是机体再次接触相同抗原 24 ～ 72 小时后发生的炎症反应，发生缓慢，主要与效应 T 细胞有关。

【临床表现】

1. Ⅰ型超敏反应　可出现过敏性休克，主要表现为胸闷、呼吸困难、血压下降、四肢厥冷等。其他包括以过敏性鼻炎或过敏性哮喘为主的呼吸道过敏反应、以过敏性胃肠炎为主的消化道过敏反应、以湿疹或荨麻疹等皮肤病为表现的皮肤过敏反应。

2. Ⅱ型超敏反应　常见疾病主要有输血反应、新生儿溶血症、链球菌感染后肾小球肾炎、甲状腺功能亢进等。

3. Ⅲ型超敏反应　可出现血清病、类风湿关节炎、系统性红斑狼疮等。

4. Ⅳ型超敏反应　常见疾病为由麻风、结核等胞内寄生菌及某些真菌、病毒感染引起的感染性迟发型超敏反应，另外常见的Ⅳ型超敏反应为接触性皮炎和免疫排斥反应。

【辅助检查】

1. Ⅰ型超敏反应的检验有多种方法：①皮肤试验，例如青霉素皮试；②激发试验，例如支气管激发试验；③血清 IgE 测定。

2. Ⅱ型超敏反应的检验主要是针对引起反应的特异性抗体；但Ⅱ型变态反应主要涉及血液系统疾病和自身免疫病，有关内容参见相关疾病章节及书籍。

3. Ⅲ型超敏反应的检验主要是检测循环免疫复合物或组织固定的免疫复合物；还可进一步检测免疫复合物中的抗体特异性；有时候也可用皮肤试验进行测定。

4. Ⅳ型超敏反应的检验可从多方面进行。要以用促有丝分裂原或结核菌素检测 T 细胞的敏感状态；也可用抗原检测机体的特异性致敏状态；还可通过检测细胞因子或皮肤试验的办法进行检验。

【治疗要点】

1. *Ⅰ型超敏反应*　主要是查明变应原，并避免接触；其次是脱敏治疗；药物治疗方法，包括抑制生物活性介质合成和释放的药物，例如色甘酸二钠、肾上腺素等，生物活性介质拮抗剂，例如苯海拉明、氯苯那敏等，以及改善效应器反应的药物和免疫新疗法。

2. *Ⅱ型超敏反应*　主要是避免血型不同的输血，避免使用过敏药物，避免链球菌感染及细菌、病毒等的感染等。母子间 Rh 血型不符引起的新生儿溶血症可通过初产妇分娩后 24～48 小时注射抗 Rh 抗体预防，而 ABO 血型不符引起的新生儿溶血较轻，目前尚无有效的预防方法。

3. *Ⅲ型超敏反应*　治疗主要包括抗感染、抑制免疫复合物的形成与沉积等。

4. Ⅳ型超敏反应　主要是避免致敏 T 细胞再次接触相同抗原，具体治疗详见接触性皮炎、感染性迟发型超敏反应等相关章节及书籍。

（刘鹏月　韩秀萍）

第8章
其　　他

第一节　过敏性结膜炎

过敏性结膜炎是结膜对变应原刺激产生超敏反应所引起的一类疾病，以Ⅰ型和Ⅳ型超敏反应为主。根据过敏性结膜炎的发病机制及临床表现，可分为季节性过敏性结膜炎（SAC）、常年性过敏性结膜炎（PAC）、春季角结膜炎（VKC）、巨乳头性结膜炎（GPC）、特应性角结膜炎（AKC）5种亚型。在我国，常年性过敏性结膜炎和季节性过敏性结膜炎占所有过敏性结膜炎患者的74%。

【病因及发病机制】

1. Ⅰ型超敏反应　季节性过敏性结膜炎和常年性过敏性结膜炎以Ⅰ型超敏反应为主，结膜及炎症细胞增生性病变极少或缺乏。

2. Ⅰ型和Ⅳ型超敏反应共同作用　春季角结膜炎、巨乳头性结膜炎和特应性角结膜炎为Ⅰ型和Ⅳ型超敏反应共同参与的，结膜及炎性细胞增生性病变较为常见。

【临床表现】

过敏性结膜炎的典型症状为眼痒、异物感及结膜囊分泌物增多。过敏性结膜炎结膜囊分泌物以白色黏液性分泌物为主。儿童患者可表现为揉眼或频繁眨眼。

结膜充血是过敏性结膜炎最常见的体征，同时可伴有不同程度的结膜水肿。

结膜乳头是过敏性结膜炎的特征性表现之一。

1 季节性过敏性结膜炎　以结膜充血、水肿为主，一般无结膜乳头。常好发于某个季节。眼痒是患者最主要的主诉，多数致敏原为花粉，60% 以上的本病患者伴有过敏性鼻炎。

2 常年性过敏性结膜炎　致敏原以尘螨为主。部分患者过敏症状以及体征非常轻，缺乏特异性临床表现。确诊存在一定难度。

3 春季角结膜炎　结膜乳头是本病主要特征，多发于上睑结膜，严重者合并角膜盾形溃疡。主要变应原是尘螨，部分对花粉和动物皮毛过敏。

4 巨乳头性结膜炎　以直径 > 1mm 的结膜乳头为主要临床特征，患者常有角膜接触镜、眼部假体或结膜缝线等诱因。

5 特应性角结膜炎　除过敏性结膜炎表现外，最主要的特征是面部伴发特应性皮炎。

【辅助检查】

1. 结膜刮片或印迹细胞学检查　包括涂片镜下检查、吉姆萨染色观察嗜酸性粒细胞的形态和数量。

2. 角膜活体共聚焦显微镜检查　对于炎性反应状态、观察角膜缘结构和睑板腺腺体状况具有较好的随访价值。

3. 泪液或血液 IgE 抗体检测　血液或者泪液接触特定变应原后，IgE 抗体滴度升高有助于诊断。

4. 变应原应激试验　将少量特定变应原溶液滴于患者结膜囊，3 ～ 5 分钟患者出现眼痒，20 分钟内出现结膜充血，可判定为阳性。

【诊断要点】

过敏性结膜炎的临床诊断需同时满足以下两项必要条件。

1. **症状** 眼痒，可伴有异物感，结膜囊分泌物增多。

2. **体征** 结膜充血、结膜乳头、角膜特异性病变特征至少1项。

3. **实验室辅助检查** 结膜刮片发现嗜酸性粒细胞有助于明确诊断过敏性结膜炎。

【鉴别诊断】

感染性结膜炎、药物毒性结膜炎、自身免疫性角结膜炎、干眼及部分泪道疾病，如泪道不完全阻塞和泪小管炎。详细询问病史对鉴别诊断非常有帮助。

【治疗要点】

治疗原则包括健康教育、脱离变应原、减轻患者症状及体征。对于多数患者，主要缓解眼痒、眼红等不适；对于长期发作或病情迁延患者，则以控制炎症反应状态为主。

1. **脱离变应原及健康教育**

（1）减少接触变应原，改善生活环境。

（2）眼部清洁及凉敷能缓解眼痒。

2. **药物治疗**

（1）抗组胺药：局部点眼，严重者可联合口服抗组胺药。闭角型青光眼患者慎用抗组胺药。

（2）肥大细胞稳定剂：有效减轻Ⅰ型超敏反应中肥大细胞的脱颗粒反应。因需3～5天才能达到最佳效果，仅适用于过敏性结膜炎患者发作间期病情控制。

（3）抗组胺药及肥大细胞稳定剂双效药物：是治疗

过敏性结膜炎的首选基础药物，同时起到稳定肥大细胞膜和拮抗组胺的双重作用。

（4）糖皮质激素药物：有效抑制多种免疫细胞的活化和炎症反应介质的释放。适用于严重过敏性结膜炎和病情反复迁延的患者。

（5）免疫抑制剂：抑制多种炎性反应介质，抑制由肥大细胞和 T 淋巴细胞介导的结膜过敏性炎症反应。

（6）其他药物：人工泪液可稀释变应原，润滑眼表；缩血管药物减轻眼红、水肿和分泌物增多症状；非甾体抗炎药局部点眼可抑制 I 型超敏反应中前列腺素的产生，适用于部分轻度的季节过敏性结膜炎。

（7）其他治疗：出现角膜溃疡等病变时，可采用绷带镜，羊膜覆盖或其他手术治疗。

【预后】

预后较好，大多数无视力损害。部分慢性接触性睑结膜炎的后遗症包括色素沉着、皮肤瘢痕、下睑外翻等。

【预防】

1. 可用口罩和护目镜减少接触变应原。

2. 不要触摸或揉眼。

3. 定期清洗床单枕套及毛巾。

4. 使用空气净化器。

5. 避免接触刺激性化学药品等。

6. 不要饲养宠物等。

（赵岱新）

第二节　过敏相关泌尿系疾病

儿童肾脏疾病中与过敏相关的有原发性肾病综合

征。下尿路疾病与过敏相关的包括白天尿频、膀胱过度活动症以及嗜酸细胞膀胱炎。以"尿频尿急"为主诉就诊的患儿很多，其中很多与下尿路过敏有关。

【病因及发病机制】

1. 原发性肾病综合征与过敏症相关，但两者关系及发病机制并不十分清楚，临床上很多原发性肾病综合征的儿童伴有高 IgE 血症，部分复发病例也伴随着 IgE 的升高。有研究显示原发性肾病综合征 IL-13 升高，而 IL-13 是诱导 IgM 向 IgE 转化的细胞因子并且诱导 CD80 在足细胞的表达，足细胞表达 CD80 与蛋白尿有关。

2. 白天尿频、膀胱过度活动症及嗜酸细胞膀胱炎是一类以下尿路症状为主要表现的疾病，与过敏关系密切。有研究显示哮喘儿童尿频尿急发生率更高，哮喘的发病机制为气道高反应，哮喘患儿可能同时存在下尿路的高反应导致尿频、尿急症状。包括组胺在内的多种促炎症因子导致膀胱的慢性炎症，诱发膀胱的神经高反应是膀胱过度活动症、间质性膀胱炎 / 膀胱疼痛综合征的重要发病机制。肥大细胞很早就被证实与间质性膀胱炎有关。有动物实验证实组胺能够通过 H_1 受体诱导尿道上皮、上皮下组织及逼尿肌的收缩反应。嗜酸细胞膀胱炎发病机制目前仍不十分清楚，可能的发病机制为 IgE 介导的嗜酸性粒细胞在膀胱壁的浸润，并同时有肥大细胞脱颗粒。

【临床表现】

1. 原发性肾病综合征既往史中，可能有湿疹、荨麻疹、食物过敏、过敏性鼻炎、哮喘，过敏是部分患者肾病综合征复发的诱因。

2. 白天尿频、膀胱过度活动症以及嗜酸细胞膀胱炎表现为轻重程度不同的下尿路刺激症状，严重病例可伴有下腹痛及下腹部包块。

【辅助检查】

（一）实验室检查

1. 原发肾病综合征与过敏相关实验室检查：IgE、变应原。

2. 白天尿频、膀胱过度活动症及嗜酸细胞膀胱炎：血常规（注意嗜酸细胞）、IgE、变应原、膀胱组织病理。

（二）影像学检查

泌尿系彩超、泌尿系 CT。

【诊断要点】

初发或复发儿童肾病综合征、白天尿频、膀胱过度活动症及嗜酸细胞膀胱炎，主要注意评估过敏状态。嗜酸细胞膀胱炎的确诊需要膀胱组织病理检查。

【鉴别诊断】

嗜酸细胞膀胱炎需要与特发性嗜酸性粒细胞增多综合征相鉴别，并且除外感染、寄生虫、药物、肿瘤及血液系统疾病引起。

【治疗要点】

1. 与过敏相关的原发性肾病综合征，由于治疗肾病综合征主要依靠糖皮质激素，而糖皮质激素足够抑制此类患儿的过敏状态，所以目前没有针对此类患儿过敏状态的特殊治疗，避免接触变应原理论上减少此类患儿复发。

2. 与过敏相关的白天尿频、膀胱过度活动症及嗜酸细胞膀胱炎，除了缓解膀胱平滑肌痉挛的对症治疗，可应用 H_1 受体阻滞剂。嗜酸细胞膀胱炎需要糖皮质激素治疗。

【预后】

目前没有相关研究证明与过敏相关的原发性肾病综合征与非过敏相关患儿预后的差别。与过敏相关的白天尿频、膀胱过度活动症及嗜酸细胞膀胱炎抗过敏治疗有效，预后良好。

【预防】

避免接触变应原。

（王秀丽）

第 **9** 章
严重过敏反应及处理

严重过敏反应指暴露于刺激物后由免疫或非免疫机制介导的肥大细胞及嗜碱性细胞脱颗粒释放多种生物活性介质（如组胺、LTs、PG、PAF 等）及细胞因子所诱发的、累及多个系统、脏器的严重全身反应，危重者可在数分钟内导致死亡。

【病因及发病机制】

1. *病因* 变应原是引起本病的主要病因。常见的变应原有：胰岛素等内泌素，酶类，杂草、树花粉、牛奶、蛋清、坚果等食物，丙种球蛋白，橡胶制品，蜂类毒素，葡聚糖铁等多糖类，抗生素、麻醉药、造影剂等常用药物。

2. *发病机制* 可由免疫机制介导和非免疫机制介导。免疫机制介导绝大多数是 I 型过敏反应。外界抗原性物质进入体内能刺激免疫系统产生相应的抗体，这些特异性 IgE 有较强的亲细胞性质，能与皮肤、支气管、血管壁等的靶细胞结合。以后当同一抗原再次与已致敏的个体接触时，就能激发引起广泛的过敏反应，其过程中释放的各种组胺、血小板激活因子等可造成多器官水肿、渗出等临床表现。亦可通过抗原抗体复合物介导。

非免疫机制介导机制包括促肥大细胞释放：造影剂、

阿片类药物、万古霉素、甘露醇、肌松剂、非甾体抗炎药等第一次暴露时即发生严重过敏反应。还有运动激发的食物依赖运动诱发严重过敏反应，以及特发性严重过敏反应。

【临床表现】

1. 临床表现

（1）皮肤黏膜：往往是严重过敏反应最早、最常见的症状，可有皮肤潮红，周身和（或）手掌发痒，口唇、舌、四肢末梢麻木感。可出现各种皮疹，常见风团状丘疹，重者可见大片皮肤血管神经性水肿，甚至累及全身。鼻、眼、咽喉等处黏膜也可出现水肿。

（2）呼吸系统：首先可出现鼻部、咽喉部或气管部痒感，刺激性干咳，打喷嚏、流涕增多。由于气道水肿、分泌物增加，喉和支气管痉挛水肿，出现声嘶、失音、喉头阻塞感、胸闷、气短、咳嗽、喘息、呼吸停止，甚至因窒息而死亡。呼吸道梗阻是最主要的死亡原因。

（3）循环系统：心悸、出汗、脉速而弱、肢冷、发绀，后期可摸不到桡动脉搏动。血压迅速下降，甚至完全测不到。后期可出现心律失常，最终心搏骤停。

（4）消化系统：可有恶心、呕吐、食管梗阻感、腹胀、肠鸣、腹部绞痛等，甚至可出现便血或大便失禁。

（5）神经系统：恐惧、焦虑、烦躁、头晕，可出现幻视或视力减退。严重者抽搐、意识障碍、昏迷。

（6）泌尿生殖系统：尿失禁，女性可有子宫出血。

2. 体格检查　血压迅速下降、心率脉搏增快、呼吸增快、经皮血氧饱和度可降低，面色苍白、口周发绀，四肢末梢凉，可见鼻翼扇动及"三凹征"，可有烦躁、嗜睡甚至昏迷。胸部听诊双肺呼气相延长，可闻及呼气性哮鸣音；重者可闻及弥漫性细湿啰音。

【辅助检查】

严重过敏反应发生迅速，实验室检查往往很少阳性发现。有呼吸道阻塞者胸部 X 线片可见肺过度扩张、局限性肺不张等。休克患者可有血液浓缩现象。可有心电图异常、血组胺水平升高、凝血异常等。

【诊断要点】

符合下列三条中的其中一条即可诊断。

1. 急性起病（几分钟到数小时）　表现为皮肤和（或）黏膜组织的症状（例如全身性皮肤瘙痒、潮红，全身性荨麻疹、口唇、舌、悬雍垂或上腭水肿等），至少伴有一项以下症状。

（1）突然发作的呼吸系统的症状、体征（例如气短、喘息、咳嗽、喘鸣、低氧血症等）。

（2）突然发作的血压下降、低血容量症状。

2. 接触可疑变应原后（几分钟至数小时）出现下列症状中的两项及两项以上。

（1）突然出现的皮肤或黏膜症状（例如全身性皮肤瘙痒、潮红，全身性荨麻疹，口唇、舌、悬雍垂或上腭水肿等）。

（2）突发呼吸系统症状和体征（例如气短喘息、咳嗽、喘鸣及低氧血症）。

（3）突发血压下降或者终末器官衰竭症状（如晕厥、意识丧失等）。

（4）突发的持续性胃肠道系统症状（如痉挛腹痛、呕吐）。

3. 暴露已知变应原后几分钟至几小时内出现的低血压。

（1）婴幼儿和儿童：收缩压降低（因年龄而异）或者收缩压降低超过30%。

1～12个月为70mmHg(1mmHg = 0.133kPa)；1～10岁为70mmHg +（2×年龄）；11～17岁＜90mmHg或收缩压下降＞30%。

（2）成人：收缩压＜90mmHg或降低超过患者基础血压的30%。

【鉴别诊断】

1. 迷走血管性昏厥　多发生于注射后，尤其患者有发热、失水或低血糖倾向时。患者常呈面色苍白、恶心、出冷汗，继之可晕厥，很易被误诊为严重过敏反应，但此症无皮肤瘙痒或皮疹，晕厥经平卧后立即好转，血压虽低但脉搏缓慢。

2. 遗传性血管性水肿　这是一种由常染色体遗传的缺乏补体 C1 酯酶抑制物的疾病。患者可在一些非特异性因素（例如感染、创伤等）刺激下突然发病，表现为皮肤和呼吸道黏膜的血管性水肿。患者也常有喘鸣、气急和呼吸困难等。但本病起病较慢，不少患者有家族史或自幼发作史，发病时通常无血压下降，也无荨麻疹等，据此可相鉴别。

【治疗要点】严重过敏反应起病急，进展十分迅速，识别危险诱发因素、早期做出正确判断非常重要。治疗依据急诊急救指南建议方案。

1. 一线治疗　肾上腺素。

（1）一旦发生严重过敏反应，第一时间给予肾上腺素。

（2）如过敏反应有可能加重，个别情况下考虑早期应用。

（3）大腿中外侧肌内注射肾上腺素（1 ： 1000），儿童：0.01ml/kg，肌内注射最大剂量 0.3ml。

（4）患者如需重复注射肾上腺素，至少要间隔 5 分钟。

（5）肌内注射效果不明显，需要持续输注的患者，建议在有经验的医师及有心电监护的医疗中心、急诊室或危重症监护室开展。

2. 二线治疗

（1）远离引起过敏的诱发因素。

（2）立即呼救，同时评估患者状态。

（3）严重过敏反应发生伴有循环系统功能异常，应给予抬高下肢仰卧位；如果呼吸窘迫，须端坐位；意识不清，须侧卧位。

（4）高流量面罩吸氧。

（5）循环系统不稳定，建立静脉通路输注（20ml/kg）晶体液。

（6）吸入短效 β_2 受体激动药，缓解支气管收缩。

3. 三线治疗

（1）口服 H_1 或 H_2 受体阻滞药，可缓解皮肤相关症状。

（2）全身给予糖皮质激素可能降低迟发相呼吸道疾病风险；大剂量雾化吸入糖皮质激素可能对上气道梗阻有益。

呼吸系统损伤应至少监护 6 ～ 8 小时；循环系统不稳定需要监测 12 ～ 24 小时。

【预后】

严重过敏反应患者经过抢救多数能在 1 ～ 2 小时逐渐恢复，如经抢救 3 小时以上病情仍无好转者，提示病情严重，预后不佳，应做好长时间抢救准备。此类患者即使逐渐恢复，亦常出现继发感染，肝、肾功能障碍，头痛、头晕等并发症或后遗症。

【预防】

1. 在撤掉监护前，应对未来发生过敏反应的风险进行评估，并备用肾上腺素自动注射器，以防复发。

2. 应该给予患者出院指导，内容包括避免接触变应原的措施及肾上腺素自动注射器的应用说明。专科医师和食物过敏营养学专家的随访，给予患者提供支持的医疗组织的联系信息。

(单丽沈)

第**10**章
过敏性疾病的营养管理

第一节 食物过敏儿童的营养风险

食物过敏（food allergy，FA）是食物不良反应的一种，指一种或多种特定食物成分进入人体后使机体致敏，再次反复进入可导致机体对之产生异常免疫反应，引起生理功能紊乱和（或）组织损伤，进而引发一系列临床症状。食物过敏在儿童中的发病率为 0.02% ～ 8%，因年龄、地区、变应原而不同。其症状呈非特异性，涉及消化系统、呼吸系统、皮肤、心血管系统和神经系统等。其中 60% 儿童食物过敏累及消化系统，严重者可导致生长发育迟缓、贫血和低蛋白血症。婴幼儿时期，90%的食物过敏与牛奶、鸡蛋、大豆、小麦、花生、鱼、虾、坚果类 8 种食物有关。由于食物过敏的儿童多有消化道症状及进食能量不足，多会出现营养不良。

【病因】

食物过敏患儿存在营养风险可能原因如下。

1. 拒乳、呕吐、腹泻等消化道症状所致营养吸收障碍。

2. 部分食物过敏患儿家长担心长期喂养氨基酸配方粉营养不全面，影响孩子生长发育，而自行改为部分水解配方粉。

3. 由于特殊配方粉价格较贵，且口感较差，导致患儿每日饮奶量减少而不能满足其营养需要。

4. 过分忌食，家长不敢添加含有蛋白质的辅食，造成辅食品种单一。

5. 对食物回避的种类概念不清或未予以足够重视，仍给予隐含过敏物质的食物，如酸奶、羊奶、糕点、雪糕等。

【营养风险筛查与管理】

营养风险是指因现存或潜在的营养因素导致患者出现不良临床结局的风险。因过敏患儿具有营养风险，所以建议过敏患儿进行营养风险筛查与评价。国际上常用的儿科营养风险筛查工具有儿科营养风险评分（PNYS）、儿科主观全面营养评价（SGNA）、儿科 Yorkhill 营养不良评分（PYMS）、儿科营养不良评估筛查工具（STAMP）、营养风险及发育不良筛查工具（STRONGkid）。通过营养筛查，提出了关于评价和防范住院患儿营养不良的管理策略，可参照以下流程（图 10-1）。

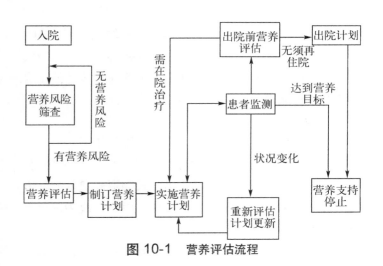

图 10-1 营养评估流程

应用 STRONGkid（表 10-1）评分结果处理：低风险（0 分），无营养干预的必要，定期称体重（1 次 / 周），1 周后重新风险评估；中等风险（1 ～ 3 分）：通知医师

表 10-1　STRONGkid 营养风险筛查

姓名	性别	年龄	入院日期				
日期							
主观临床评价	皮下脂肪和（或）肌肉的减少和（或）消瘦的脸	好（0）					
		差（1）					
高风险疾病		有（2）					
		无（0）					
营养摄取与丢失	存在以下之一：1. 最近几天大便 ≥ 5 次 / 天或呕吐 > 3 次 / 天	有（1）					
	2. 入院前几天主动摄食减少 3. 饮食上入院前已有进行营养干预的建议 4. 因为疼痛缺乏足够的摄入	无（0）					
体重减轻 / 增长过缓	在近几周 / 月内是否存在体重减轻或 1 岁内儿童存在体重增长过慢	有（1）					
		无（0）					
总分							
处理							
≥ 4 分为高风险，1 ～ 3 分为中风险，0 分为低风险							

进行全面诊断，饮食上进行营养干预，每周称体重2次，1周后复评；高风险（4～5分）；通知医师和营养师进行全面诊断，个体化的营养建议和随访。

附：营养高风险疾病

①胰腺炎。②炎症性肠病（克罗恩病，溃疡性结肠炎）。③慢性腹泻（病程＞2个月）。④神经性厌食。⑤消化道畸形。⑥多种食物过敏/不耐受（不包括单一食物过敏）。⑦吞咽困难（食管炎、食管狭窄、食欲缺乏、拒奶）。⑧短肠综合征。⑨慢性肝脏疾病（慢性肝炎、肝硬化、肝纤维化）。⑩心理障碍/精神发育落后（脑发育落后、自闭症、周期性呕吐、焦虑症、忧郁症）。⑪烧伤。⑫支气管肺发育不良（最大不超过2岁）。⑬未成熟儿或早产儿（纠正年龄到6月龄）。⑭慢性心脏病（先天性心脏病、心肌病、风湿性心脏病、弹性纤维增生症）。⑮AIDS。⑯肿瘤。⑰慢性肾病（慢性肾炎、肾病综合征）。⑱乳糜泻。⑲囊性纤维化。⑳肌肉疾病（进行性肌营养不良、肌病、肌炎）。㉑代谢性疾病（各种代谢病、苯丙酮尿症、甲基丙二酸血症、枫糖尿病、半乳糖血症、肝豆状核变性、糖原贮积病）。㉒外伤（不包括皮肤外伤）。㉓择期大手术。㉔婴儿肝炎综合征（胆汁淤积性肝炎、胆道闭锁、以直接胆红素升高为主）。

食物过敏相关消化道疾病的管理原则：①回避饮食。变应原明确时，进行回避或采用加热或消化酶处理，减轻变应原性；变应原不明确者，可短期采用限制性食物疗法，即在2～4周限定患儿只食用很少引起过敏的食物如大米、蔬菜、猪肉等。如果在这段时间过敏症状消失，可以定期有计划、有步骤地引入单一食物，对于过敏食物则进行回避。奶类是婴幼儿唯一的食物来源，可通过限制母亲饮食或进行特殊配方粉替代治疗。不推荐以其他动物奶（水牛、山羊、马、猴、驴、骆驼等）来源的奶粉作为牛奶蛋白过敏患儿的代用品。不推荐大豆基质配方作为 6 月龄以下牛奶蛋白过敏患儿的代用品。4 月龄以上患儿可尝试深度水解米蛋白基质配方粉（extensively hydrolysed rice protein formula，eRHF）。教育家长认真阅读食物和营养补充剂的标签。②必要时给予相应药物治疗。③监测患儿营养状态和生长发育状况，母乳喂养的患儿需要评估母亲营养状态。④注意各种营养素的补充，如维生素 A、维生素 D、维生素 E 及钙的补充。

【干预】

目前治疗食物过敏唯一有效的方法是严格回避致敏食物，为避免长期回避造成儿童营养不良或过早接触致敏食物，建议每 3 ～ 6 个月重新评估以调整回避性饮食治疗时间。单一鸡蛋、大豆、花生、坚果及海产品过敏者，因其并非婴幼儿营养素的主要来源，营养成分可由其他食物提供，故回避不会影响婴幼儿营养状况。对多种食物过敏的幼儿，可选用低变应原饮食配方，如谷类、羊肉、黄瓜、菜花、梨、香蕉、菜籽油等，仅以盐及糖作为调味品；同时密切观察摄食后的反应，以减少罕见食物过敏的发生。饮食回避治疗过程中应由儿科医师、营养师共同监测患儿的体格生长发育及营养状况，指定一组不含或仅含极少致敏原的饮食方案。根据不同时期儿童的饮食特点，定期调整饮食方案可有效建立免疫耐受和预防营养不良的发生。

（王丽波　吕欣桐）

第二节　牛奶蛋白过敏婴儿的喂养

牛奶蛋白过敏（cow milk protein allergy，CMPA）多见于婴幼儿，为牛奶蛋白引起的异常或过强的免疫反应，可由 IgE 介导、非 IgE 介导或两者混合介导。我国的研究表明，重庆、珠海、杭州 3 个城市儿童保健机构的多中心大样本研究调查数据显示，我国婴幼儿 CMPA 患病率为 0.83% ～ 3.50%，我国广东地区婴儿经激发试验确诊的 CMPA 患病率为 2.69%。

【病因及发病机制】

根据免疫机制的不同可将食物过敏分为 3 类。

（1）IgE 介导（速发型）。

（2）非 IgE 介导（迟发型）。

（3）IgE/ 非 IgE 介导（迟发型）。

【临床表现】

婴幼儿牛奶蛋白过敏最常受累的器官为皮肤、胃肠道、呼吸道黏膜，且临床表现常无特异性，故易误诊或漏诊。其临床表现与免疫机制、受累器官不同有关，轻者仅表现为皮肤、胃肠道症状；重者可出现呼吸循环系统改变，甚至休克、死亡（表 10-2）。

【辅助检查】

实验室检查包括体内试验、体外实验及内镜检查等。体内试验，如皮肤点刺试验（skin prick test，SPT）、特应性斑贴试验（atopy patch test，APT）和食物激发试验（oral food challenge，OFC）；体外实验，如血清食物特异性 IgE（specific IgE，sIgE）测定、血清特异性 IgG（specific IgG，sIgG）测定。

1. SPT　该检测方法灵敏度高，特异性不高。临床

表 10-2　牛奶蛋白过敏患儿的临床表现

免疫机制	发生时间	累及的器官、系统		
		胃肠道	皮肤	呼吸系统
IgE 介导（速发型）*	摄入或接触食物后数分钟到2小时内出现症状	口腔过敏综合征（瘙痒、唇/舌/腭/喉轻度肿胀）；胃肠过敏反应：恶心、腹痛、呕吐和（或）腹泻	荨麻疹（风团、红斑）；血管性水肿	鼻结膜炎（流涕、流泪、鼻充血、眶周肿胀瘙痒、打喷嚏）；支气管痉挛(喘鸣、哮喘)
IgE/非 IgE 介导（迟发型）	摄入食物后数小时或数天后发生	嗜酸性粒细胞增多性食管炎（吞咽障碍、进食困难、呕吐、腹痛）；嗜酸细胞增多性胃肠炎（恶心、呕吐、腹泻、便秘、体重下降）	特应性皮炎(慢性、反复发作性、具有典型分布的瘙痒性皮疹)	哮喘
非 IgE 介导（迟发型）	摄入食物后数小时或数天后发生	直肠炎（多见于1个月内纯母乳喂养婴儿，表现为轻度镜下或肉眼血便）；直肠结肠炎；小肠结肠炎（多见于婴儿，表现为呕吐、腹泻、生长障碍或黑粪症）	疱疹样皮炎（皮肤伸侧对称性瘙痒性水疱疹）	含铁血黄素沉着病（婴幼儿较罕见，表现为复发性肺炎、缺铁性贫血、生长障碍等）

注 :* IgE 介导（速发型）可出现过敏性休克、心律失常、眩晕等全身表现

上当阳性对照（组胺）风团平均直径≥ 3mm，阴性对照（生理盐水）风团平均直径< 3mm 时，< 2 岁患儿牛奶蛋白变应原风团直径≥ 6mm，其阳性预测值可达95% 以上。≥ 2 岁患儿，牛奶蛋白变应原风团的直径≥ 8mm，其阳性预测值可达 95% 以上。SPT 用于诊断 IgE介导的过敏反应，不能诊断非 IgE 介导的过敏反应，临床上常用其阴性预测值排除 IgE 介导的过敏反应，阳性结果尚不能确诊。

2. APT　标准变应原制成的贴剂，贴于皮肤表面，在 48 小时后移刮去，观察皮肤的变化及是否有其他临床表现。该检测方法对非 IgE 介导适用于迟发型过敏反应的诊断有一定的诊断价值。

3. OFC　包括双盲安慰剂对照食物激发试验（a double-blind placebo-controlled food challenge，DBPCFC）（为诊断的金标准），单盲食物激发试验、开放性食物激发试验等，是食物过敏诊断的主要方法。通过回避可疑食物 2 ～ 4 周，症状缓解后，逐步添加可疑食物激发症状出现的方法，观察食物与临床症状之间的相关性。适应证：怀疑食物过敏的患儿，需要确定过敏的食物种类；需要确定食物的交叉过敏的存在。高敏儿添加易过敏的新食物时。

目前临床多采用开放性食物激发试验。以疑似牛奶蛋白过敏的患儿为例，应先回避牛奶蛋白，应用氨基酸配方粉 2 ～ 4 周，同时停用可影响激发试验结果的药物（如组胺、激素等）1 ～ 2 周，然后从不能引起症状的小量牛奶蛋白开始引入，逐渐增量至常量，观察症状、血常规、便常规的变化。

4. sIgE　可协助了解 IgE 介导的食物过敏的机体致

敏情况，但值得注意的是结果判断因年龄、变应原、检测方法不同而不同。并且其结果阴性的临床意义要大于结果阳性。婴幼儿临床以 ≥ 0.35kIU/L 为阳性界值点。

5. sIgG 虽然有研究认为在以胃肠道症状为主的患儿中有一定意义，但该检测未得到认可，需要大量的研究进一步明确。

6. 内镜检查 内镜检查是一种侵入性检查方法，由于牛奶蛋白过敏多为婴幼儿，因此不作为诊断的主要手段，但有以下情况之一必须进行内镜和黏膜组织病理检查：①疾病与食物摄入有关，但经过回避饮食 4 周，症状仍不缓解；②病情需要进一步诊断和鉴别诊断；③需要明确 EG、EoE、FPIES 和乳糜泻诊断；④诊断不明，如合并有消化道出血或重度营养不良的患儿。

7. 食管 24 小时阻抗联合 pH 检测 对于嗜酸细胞性食管炎的诊断有帮助，嗜酸细胞性食管炎的症状与反流性食管炎相似，但本项检查往往呈阴性结果。

【诊断要点】

牛奶蛋白过敏的诊断包括详细询问病史、体检、临床表现、SPT、sIgE 及牛奶蛋白回避试验与食物激发试验（图 10-2）。

【鉴别诊断】

牛奶蛋白过敏因其累及系统较多且症状无特异性，需要与一些疾病相鉴别。以水样便迁延性或慢性腹泻为主者，应与乳糖不耐受、乳糜泻、小肠淋巴管扩张症、先天性或获得性免疫缺陷、微绒毛包涵体病、Tufting 肠病、先天性失氯性腹泻、先天性失钠性腹泻、内分泌肿瘤等相鉴别。以黏液血便为主者，需要与侵袭性细菌感染、寄生虫感染、炎症性肠病、肠结核、肠白塞等疾

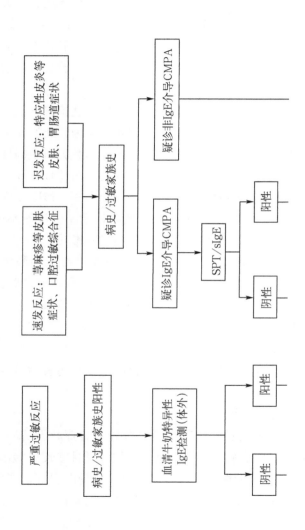

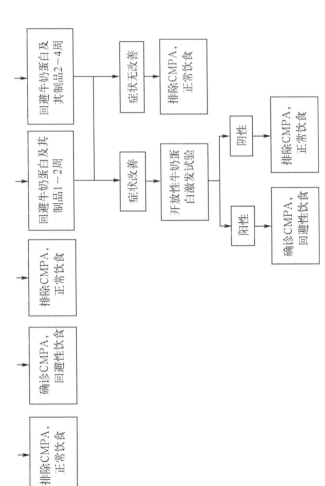

图 10-2 牛奶蛋白过敏诊断流程

病相鉴别。以便血为主要表现者，需要与肠息肉、肠套叠、肛裂、胃肠道血管畸形、消化性溃疡等相鉴别。以便秘为主要表现者，需要与先天性巨结肠、结肠冗长症、先天性脊柱裂等疾病相鉴别。以呕吐和喂养困难为主要表现者，需要与胃肠道畸形、胃食管反流、先天性遗传代谢病相鉴别。

牛奶蛋白过敏患儿需要长期随访，以了解预后，食物蛋白介导的肠病、食物蛋白介导小肠结肠炎、食物蛋白介导的结肠直肠炎等与嗜酸细胞性胃肠炎，炎症性肠病等有交叉重叠现象，随访可减少漏诊和误诊的发生。

【饮食管理】

治疗牛奶蛋白过敏的最佳方法是回避牛奶蛋白，同时给予低变应原性配方粉替代治疗，以提供生长所需的能量和营养。

1. *母乳喂养儿* 对于轻、中度的患儿可以继续母乳喂养，母亲需回避牛奶及奶制品，以及其他容易发生过敏的食物（如鸡蛋、大豆、花生等）至少 2 周，部分合并了消化道疾病的患儿母亲需持续回避 4 周。若母亲回避饮食后儿童症状明显改善，母亲可逐渐加入牛奶及其他食物，如症状未再出现，则可恢复正常饮食；如症状再现，则母亲在哺乳期间均应进行饮食回避，并在断离母乳后给予深度水解蛋白配方粉或氨基酸配方粉替代。因牛奶为钙的主要来源，母亲回避饮食期间应注意补充钙剂。建议以下情况，考虑暂停母乳，改为氨基酸配方粉喂养：①尽管母亲饮食回避，患儿症状持续存在且很严重；②患儿生长迟缓和其他营养素缺乏；③母亲饮食回避导致自身严重体重下降和影响健康；④母亲无法应对心理负担。

2. 人工喂养儿　≤ 2 岁 CMPA 患儿应完全回避含有牛奶蛋白成分的食物及配方，并以低变应原性配方替代；> 2 岁 CMPA 患儿由于食物来源丰富，可满足生长发育需要，故可进行无奶饮食。

（1）氨基酸配方（AAF）粉：氨基酸配方粉不含肽段、完全由游离氨基酸按一定配比制成，故不具有免疫原性。对于牛奶蛋白合并多种食物过敏、非 IgE 介导的胃肠道疾病、生长发育障碍、严重牛奶蛋白过敏、不耐受深度水解蛋白配方者推荐使用氨基酸配方粉。

（2）深度水解配方（eHF）粉：深度水解配方是将牛奶蛋白通过加热、超滤、水解等特殊工艺使其形成二肽、三肽和少量游离氨基酸的终产物，大大减少了变应原独特型抗原表位的空间构象和序列，从而显著降低抗原性，故适用于大多数 CMPA 患儿。< 10% 牛奶蛋白过敏患儿不能耐受深度水解蛋白配方粉，故在最初使用时，应注意有无不良反应。

（3）大豆蛋白配方：以大豆为原料制成，不含牛奶蛋白，其他基本成分同常规配方。由于大豆与牛奶间存在交叉过敏反应且其营养成分不足，一般不建议选用大豆蛋白配方粉进行治疗，经济确有困难且无大豆蛋白过敏的 6 月龄以上患儿可选用大豆蛋白配方粉，但对于有肠绞痛症状者不推荐使用。

（4）其他动物奶：考虑营养因素及交叉过敏反应的影响，故不推荐采用未水解的驴奶、骆驼奶、羊奶等进行替代治疗。

3. 转奶　对于确诊 CMPA 的婴儿，母乳喂养的患儿，母亲继续哺乳，至少至 6 月龄，回避牛奶蛋白、奶制品及其他容易发生过敏的食物（如鸡蛋、大豆、花生等)。人工喂养者回避牛奶蛋白及奶制品，给予深度水解配方粉或者氨基酸配方粉喂养，喂养 6 个月或者至患儿 9 ~ 12 月龄，在决定是否转奶前应进行再评估，包括 SPT 或 sIgE、食物激发试验（图 10-3），轻度症状者；过去 6 个月无过敏反应者；SPT 显著降低（IgE 介导）者可在家里自行引入低敏配方粉（表 10-3）。对于中重度过敏反应者（包括 FPIES）；微量食物暴露出现严重反应者；常规哮喘预防性治疗者；多种变应原过敏或过敏累及多个器官者；患儿父母无法理解激发试验方案者，建议在医院医师指导下进行转奶。

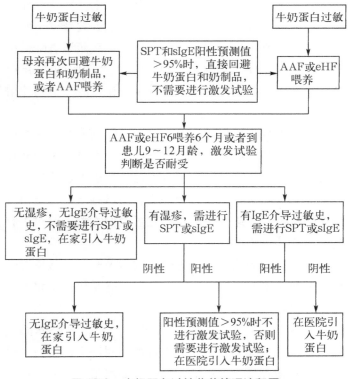

图 10-3　牛奶蛋白过敏营养管理流程图

表 10-3　低敏配方奶喂养儿牛奶蛋白家庭再引入实例

天数	奶瓶液体体积（ml）	低敏配方（ml）（如 EHF/AAF）	牛奶配方（ml）
第 1 天	210	180	30
第 2 天	210	150	60
第 3 天	210	120	90
第 4 天	210	90	120
第 5 天	210	60	150
第 6 天	210	30	180
第 7 天	210	0	210

4. 辅食添加　食物过敏的患儿添加辅食可先加低敏含铁米粉，逐步过渡到肉类食物（猪肉），再逐渐添加高敏的食物。如果同时需要进行从 AAF 到 eHF 转换时，应等待辅食添加成功后再转奶。对于非 IgE 介导的过敏患儿鼓励尽量尝试多种食物。牛奶蛋白过敏的患儿建议遵循健康婴幼儿辅食添加原则，但对于一些常见的过敏性食物，如鸡蛋、大豆、小麦、花生、鱼、虾、坚果类等食物可适当延后添加，在添加辅食时一定要仔细阅读食品的成分表，避免出现过敏反应。

对于牛奶蛋白过敏的患儿，可在家庭进行食物重新引入，以牛奶蛋白为例：患儿 12 月龄起可考虑再引入牛奶蛋白，每 6 ～ 12 个月评估一次（如果是 IgE 介导的，重测 SPT），从引入致敏性低的烘烤后的牛奶蛋白开始，采用牛奶梯度方法逐步引入牛奶蛋白。第一步：少许每块含牛奶蛋白＜ 1 g 的饼干，逐渐增加至整块饼干超过 5 周；第二步：其他含牛奶蛋白的烘烤产品，如饼干、蛋糕、华夫饼、苏格兰饼、黄油、人造奶油、调味的奶酪粉等。第三步：含熟奶酪或加热的全奶成分，如奶油冻、芝士酱、披萨、大米布丁、巧克力、巧克力包被的食品、发酵甜品、酸奶等。第四步：鲜奶制品。如果出现过敏再返回上一步。

【随访】

牛奶及其制品回避过程中应由专科医师及营养师共同监测患儿生长发育情况；同时教育家长在购买食品前应先阅读食品标识，避免无意摄入。牛奶蛋白回避通常需持续 6 个月，在决定是否恢复常规饮食前应进行再评估，包括 SPT 或 sIgE、食物激发试验。对于重症 CMPA 患儿，再评估时 sIgE 仍处于高水平时，建议不再进行牛奶蛋白的食物激发试验，应继续进行饮食回避。

【预防】

1. **母亲妊娠期及哺乳期干预** 有证据表明，母亲食物过敏、母亲妊娠期使用抗生素增加牛奶蛋白过敏的风险。但无证据显示母亲妊娠期回避牛奶和鸡蛋会减少子代过敏性疾病发生率；而母亲哺乳期饮食干预除可短时降低湿疹的发生率或严重程度外，并不能减少后期其他过敏性疾病的发生。故为避免母亲、胎儿 / 婴儿营养不良，不推荐限制母亲妊娠期、哺乳期饮食以预防 CMPA。

2. **母乳喂养** 对于母乳喂养能预防或延缓过敏性疾病仍存在争议。目前认为对于特应性疾病高危儿，母乳喂养至少 4 个月，有助于降低 2 岁内儿童特应性皮炎及牛奶过敏的累积发病率。

3. **部分水解蛋白配方粉** 与母乳喂养相比，水解配方粉对于预防高危儿 CMPA 不具优势；但对于不能母乳喂养的高危儿，与普通牛奶蛋白配方相比，采用部分水解配方粉可预防或推迟婴幼儿早期特应性皮炎和 CMPA 的发生。不推荐用大豆蛋白或其他动物乳预防婴儿 CMPA。

4. 固体食物引入 固体食物引入时间与过敏性疾病发生时间的关系尚不肯定。建议 CMPA 患儿亦可遵循健康婴幼儿喂养指南，过早和过晚添加辅食（＜ 4 个月和＞ 7 个月）是牛奶蛋白过敏的危险因素。

5. 其他 现有证据显示，添加益生菌或益生元虽然可减少近期湿疹的发生，但并不能有效预防其他过敏性疾病及食物过敏。

（王丽波　吕欣桐）

第三节　食物过敏儿童的营养管理及随访

食物过敏的临床管理包括处理急性反应的短期干预措施和进一步将反应风险降至最低的长期策略。后一个目标主要是通过饮食调整、教育和避免变应原的行为方法及进一步反应的药理学和非药理学管理策略来实现的。下面就食物过敏儿童的营养管理及随访进行阐述。

一、急性反应的处理

大多数食物都含有蛋白质，这些蛋白质可能是过敏性的，会引起食物过敏，在某些情况下还会引起过敏反应。对严重过敏反应风险的评估是成功处理食物过敏患者的关键。风险在不同的患者亚组中有所不同；例如，有过敏反应或严重哮喘的患者比其他患者风险更高。幸运的是，儿童很少因为过敏性休克而死亡，引起死亡的原因常是对于病情的严重程度认识不够。对有过敏性休克发作史的儿童，父母或监护人应随身携带肾上腺素注射针，一旦发生过敏性休克，应立即注射肾上腺素。

二、长期管理策略

1. **正确诊断食物过敏及明确过敏食物** 食物过敏尤其是食物蛋白性胃肠过敏的应尽早诊断以及避免不必要的饮食回避，这对保障患儿的正常生长至关重要。NIAID 指南强调，不建议在缺乏可靠证据的情况下回避特定食物以控制过敏症状。

2. **营养评估** 对于确诊的食物过敏患儿，在饮食回避前应首先进行营养评估，尽可能在出现营养问题前开始营养咨询和干预。对于食物过敏儿童的营养评估应包括详细的病史及饮食史采集，并进行体格生长及临床评估，必要时通过实验室检查了解营养素缺乏情况。目前尚无针对食物过敏儿童单独的营养需要量标准，因此各国仍推荐参照正常儿童营养素参考摄入量对患儿进行膳食评估，了解过敏患儿膳食摄入情况是否合理。

3. **回避变应原及饮食替代** 牛奶过敏是儿童期最常见的食物过敏之一，牛奶回避比其他食物回避更易造成营养素摄入不足及营养不良。世界过敏组织在牛奶蛋白过敏诊疗规范中指出，患儿应继续母乳（母亲回避牛奶及其制品，同时补充钙和维生素 D）或替代配方（深度水解或氨基酸配方）喂养至 2 岁；2 岁后，通过膳食评估和指导以保证必需宏量和微量营养素充足。需要注意的是，对于 6 月龄以上婴儿，如果能耐受大豆，强化大豆配方可作为牛奶的替代品，因为它是蛋白和脂肪的较好来源。其他植物饮品如大米、杏仁和马铃薯"奶"蛋白和脂肪含量非常低，不适合作为牛奶替代品。对于幼儿，由于回避牛奶饮食也同时回避了常见的脂肪来源，如全脂酸奶、黄油和奶酪等，导致能量、脂肪及必需脂肪酸均低。因此，建议在膳食中加入充足的植物油（如大豆油、玉米油等）以满足脂肪、必需脂肪酸和能量的需要。在回避其他常见的食物变应原时，由于其所含营养成分可以很容易地从其他食物中获得，故只要饮食均衡多样化，通常不容易造成营养缺乏。

由于多数食物过敏可随儿童年龄增长而自愈，故每 6 个月应重新评估过敏食物的耐受性。研究发现，当过敏食物已获得耐受，尽早在饮食中重新引入者，可显著增加儿童的身高水平，故食物过敏儿童，经过口服激发试验证实可以耐受者，应及早添加回归正常饮食。

4. 降低食物变应原性　通常，过敏性食物抗原对热和酶比较稳定，但是经物理处理，如加热和加压仍可在一定程度上减少其免疫原性。推测加热这些特定的食物可能导致蛋白质构象的改变，使摄入者仅产生较轻微的过敏，这可能是一种更容易缓解的过敏表型。现有研究表明，约 70% 牛奶、鸡蛋过敏的儿童都能耐受充分加热后的牛奶或鸡蛋，在可耐受热处理后变应原的人群中引入，不仅可以减少严格饮食回避所带来的不良影响，还可能促进其对未加热的过敏食物尽早产生耐受。然而必须强调的是，引入加热食物缓解症状仅适用于轻度过敏患儿，一些儿童可对加热处理后的产品发生严重过敏反应，因此临床上必须经过敏医师严格评估、指导、监测，如有严重的过敏性鼻炎、特应性皮炎、哮喘等过敏性疾病或过敏反应史,或近期添加后有明确过敏反应时,不应盲目尝试。

5. **教育和培训** 过敏性疾病治疗是否有效还取决于家长教育,这在食物过敏治疗中尤其重要。食物过敏患儿的饮食回避通常会持续 6 个月以上,在此过程中,营养咨询重点是根据患儿年龄,教育家长如何回避变应原,并通过提供营养充足和安全的食物替代品以避免或减少营养缺乏。教育家长阅读食品标签是营养咨询的重要部分。食品成分标识不清或家长不了解致敏食物中蛋白成分会导致患儿的无意摄入,从而发生严重过敏反应。因此,建议家长在购买、储存及使用食品前均应仔细阅读食品标签。目前超过 160 种食物已经被确认会引起易感人群的食物过敏,但多数标签法主要针对 8 种主要过敏食物,而对于少见的变应原并没有强制要求标注,因此可能导致无意摄入;同时,标签法只针对包装食品,尚不能规范新鲜食物或餐厅制作的食品;此外,部分制造商采用不规范的提示性标签,如"可能含"变应原等,这些仍将给过敏家庭带来困扰。除了阅读标签外,食物过敏个体和家庭还必须学习制作安全食物的方法,在准备食物时尽量避免交叉接触,优先准备不含变应原成分的食物,制备含有变应原成分的菜肴时应避免过敏患儿接近,并且各种厨房用品都应在使用后用清水、洗洁精等清洗干净,避免变应原成分残留。

培训应包括在家庭和更广泛的环境中针对患者的回避策略,对警告信号的解释,何时以及如何治疗,包括在适当的情况下使用可自我注射的肾上腺素。所有专业人员,包括家庭医生、学校护士、营养师、学校教师和托儿所工作人员,都应该接受培训。一些证据表明,多学科临床方法和提供关于食物过敏的教育印刷和在线材料可以提高知识，正确使用肾上腺素自动注射器，并减少反应。

6. 益生菌　目前，益生菌已成为治疗食物过敏患者的另一种选择，特别是牛奶过敏患者，益生菌要么被添加到配方奶中，要么被作为补充剂服用。

总之，食物过敏需要综合性管理，除与其他过敏性疾病一样回避变应原外，必须注意回避过程中的营养评估及干预。近期的食物过敏指南均推荐营养师参与营养咨询或治疗，营养师、过敏医师、营养医师等多学科协作的诊疗、膳食评价及指导将有助于成功诊断和管理各种类型的食物过敏。

【随访】

一旦对某种食物（或添加剂）过敏的诊断成立，就应严格从饮食中去除这种或这一类食物，建议对食物过敏患儿进行至少 3～6 个月避免过敏食物方案的指导；但较长时间禁食过敏食物，可能造成患儿营养不良或饮食障碍。因此，< 6 月龄：1、2、4 月龄分别监测体重、身长及喂养依从性；> 6 月龄：每 3 个月随访体格生长及喂养依从性；> 1 岁：每 6～12 个月评估生长速度。对于营养摄入评估：体格生长正常者每年 1 次；否则每年 ≥ 2 次。

对婴幼儿食物过敏除应诊断明确外，至少每 6 个月要复查 1 次是否仍对该食物过敏。大部分患儿在回避过敏食物 1～2 年后对该食物的敏感性消失。要严密观察回避饮食儿童的生长发育过程，并可进食少量回避食物以确定是否要继续回避（有严重反应者除外）。建立随访卡，告知患儿主管医师、护士联系电话，便于患儿家属随时联系；每月定期电话随访 1 次，了解患儿过敏症状及睡眠、情感、学习等改善程度，以及药物不良反应，提示患儿将药瓶放在醒目处，服用后立即登记，以免遗忘；提醒患儿病情好转仍需坚持服药，发生不良反应要汇报医师并及时对症处理，做好随访记录。每季度举办专题讲座及病友联谊会，促进病友相互交流，由专科医师及专职护士解答患儿及其家长疑问，增强患儿治疗信心。

（张晓梅）

第 **11** 章
低敏配方粉的分类和选择

第一节　低敏配方粉的分类

1. 低敏配方粉的定义　母乳是婴幼儿最理想的食物，但当母乳不足或无法进行母乳喂养时，配方奶粉应为首选。母乳喂养的牛奶蛋白过敏婴儿，建议在母亲回避含牛奶蛋白食物的条件下，继续母乳喂养。非母乳喂养的牛奶蛋白过敏患儿，喂养普通婴儿配方可能会引起多系统过敏症状而影响患儿健康。迄今为止，严格回避牛奶蛋白摄入是治疗牛奶蛋白过敏（CMPA）唯一有效的方法，因此如何选择低敏配方，改善 CMPA 患儿症状并促进生长发育显得尤为重要。

低敏配方粉定义：在上市前临床试验中，使用治疗性配方营养粉在 90% 确诊 CMPA 的婴儿或儿童中不会诱发过敏反应，总含氮物质中的免疫反应蛋白< 1%。同时需要满足以下条件：安全、耐受良好、营养充足全面及与普通婴儿配方奶粉成分相似。国内外权威指南将氨基酸配方（AAF）和深度水解配方（eHF）定义为低敏配方，用于 CMPA 患儿治疗。

部分水解蛋白配方（pHF）仍保留部分抗原活性，可引起 40% ～ 60% 的 CMPA 患儿再度发生过敏，并因此 pHF 不符合低敏配方的定义；由于在 IgE 介导的

CMPA 患儿中，有 10% ~ 14% 的患儿同时对大豆蛋白过敏，在非 IgE 介导的 CMPA 患儿中比例可达 60%，同时大豆蛋白的营养不够全面，因此用大豆蛋白配方治疗 CMPA 具有一定的风险，大豆蛋白粉也不符合低敏配方的定义。

2. **低敏配方发展史** 20 世纪 40 年代便出现了水解牛奶蛋白配方，其目的是减低或消除牛奶蛋白的变应原性，以降低发生牛奶蛋白过敏的风险。

20 世纪 80 年代开始，AAF 和 eHF 逐渐用于 CMPA 患儿治疗。已有研究证实 AAF 对 CMPA 的治疗有效率高达 99%，由于完全不含变应原，AAF 适用于几乎所有类型的 CMPA，包括对 eHF 不耐受的患儿。1993 年，欧洲儿童临床免疫和过敏协会曾建议使用 eHF 治疗 IgE 介导的 CMPA。2000 年，美国儿科学会（AAP）提出低敏配方的定义，其中包括 AAF 和 eHF，用于治疗 CMPA。在此后的发展中，AAF 和 eHF 用于 CMPA 患儿的管理在多国家权威组织中达成共识。

3. **深度水解配方粉（eHF）** eHF 是将牛乳蛋白通过加热、超滤、水解等特殊工艺使其形成二肽、三肽和少量游离氨基酸的终产物，大大减少了变应原独特型表位的空间构象和序列，从而显著降低抗原性。美国儿科学会、ESPGHAN、中华医学会等权威组织推荐 eHF 用于婴幼儿牛奶蛋白过敏的管理，经临床证实安全有效。

虽然 eHF 分子量小，抗原性也大大降低，其对 CMPA 患儿的治疗效果得到公认，但因 eHF 中仍残留微量变应原，10% 的 CMPA 患儿无法耐受，因而在

CMPA 患儿无法耐受 eHF 治疗时必须采用 AAF。同时，在食物过敏的长期营养管理中，eHF 可作为 AAF 治疗后的序贯治疗。

4. 氨基酸配方粉（AAF）　AAF 不含肽段，其蛋白质来源完全由游离氨基酸替代提供，是牛奶蛋白过敏患儿的理想食物替代品，可用于几乎所有类型的 CMPA 患儿。

口服激发试验是诊断 CMPA 的快速检测方法，开始前需进行牛奶回避试验 2～4 周，记录临床症状，回避过程中需采用 AAF 喂养；若症状改善，考虑临床症状可能与 CMPA 有关，需进一步进行口服牛奶激发试验确诊（图 11-1）。国内有研究显示，AAF 喂养 2～4 周，可帮助 CMPA 快速诊断，准确率高达 90%。

AAF 不仅可帮助 CMPA 快速诊断，同时可以进行 CMPA 患儿管理。国内外研究结果显示，AAF 可以快速缓解便秘、哭闹、呕吐等牛奶蛋白过敏症状，帮助患儿实现追赶生长，嗜酸性食管炎首选 AAF，AAF 对于由食物蛋白引起的小肠结肠炎、嗜酸性胃肠炎患者，治疗效果明显优于 eHF。

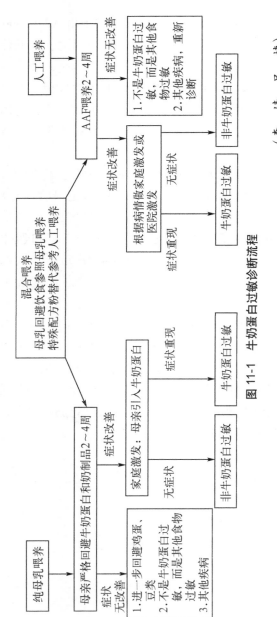

图 11-1 牛奶蛋白过敏诊断流程

（李 婧 吴 捷）

第二节　低敏配方粉的选择

1. 低敏配方的选择原则　选择一款合适的低敏配方，从临床效果出发，需要满足以下 3 个原则：①快速缓解症状；②满足发育需求；③建立口服耐受。目前，国内外大多权威指南和共识均推荐 AAF 和 eHF 用于 CMPA 患儿的管理。

2. 低敏配方选择的经济学考量　低敏配方的价格是选择合适配方的重要考量。2018 年世界过敏组织再发指南，表明医保政策会影响低敏配方的选择。文中指出：在某些国家，尽管 AAF 比 eHF 更安全，但其价格是 eHF 的 2.5 倍，使得 AAF 无法成为 CMPA 管理的一线治疗方案。同时举出例子，当意大利某公司 AAF 价格下调 30% 后，在临床实践中，AAF 被更为广泛地推荐和使用。

一些国家的低敏配方经济学研究也有相应报道。巴西一项药物经济学研究指出：在巴西的医疗政策下，与采用 eHF 进行诊断的传统方式相比，采用 AAF 进行诊断的方式，更节省费用，能更快缓解症状。考虑到 eHF 不耐受患儿存在，对于疑似 CMPA 的患儿诊断用 AAF，更具成本效益（无过敏症状出现），推荐采用 AAF 作为 CMPA 的一线诊断方法。一项澳大利亚的研究发现：CMPA 给澳大利亚公共医疗卫生体系造成很大负担，尽管 AAF 的价格是 eHF 的 3 倍甚至更昂贵，同样使用 6 个月时间，起始用 AAF 或 eHF 管理 CMPA 患儿的总医疗费用是相似的。其可能原因是因为首选 eHF 造成治疗效果不佳，会增加额外的医疗费用；若推荐 AAF 作为 CMPA 起始治疗，可以帮助释放有限的医疗资源，减轻医务人员负担。

在我国，AAF 和 eHF 均非医保用药，同时面临巨大的儿科诊疗负担。使用 AAF，及时、精确地诊断和优化管理 CMPA 患儿，快速缓解症状，满足其生长发育需求，同时减少我国医疗保健系统的负担，是我国 CMPA 患儿诊治的需求。

3. CMPA 患儿指南推荐配方选择　由于人口、医疗环境、生活习惯差异等。权威组织鼓励在不同国家和地区，根据当地情况制订相应的指南共识，根据不同国家和地区的实际情况进行 CMPA 实践管理。因此不同国家和地区低敏配方的推荐使用并不一致，但总体来说，AAF 的适用范围更广，AAF 是 10% 重度 CMPA 的患儿、母乳喂养不耐受、多种食物过敏及嗜酸性食管炎患儿的首选。而深度水解配方适用 90% 以上轻中度 CMPA 的患儿，并且与 AAF 比较更容易促进患儿对牛奶蛋白的免疫耐受，特别是添加鼠李糖乳杆菌 GG 株的酪蛋白深度水解配方粉。

4. 低敏配方与免疫耐受　婴幼儿各器官系统发育不完全是导致 CMPA 的主要原因，多种因素会影响婴幼儿自身口服耐受的建立，例如肠道屏障发育未成熟、消化系统发育不成熟、自身免疫系统发育不成熟、部分营养素供给不足等，都会导致机体对变应原敏感。但随着年龄增长，各器官系统发育成熟，大部分 CMPA 患儿会自发形成口服耐受。研究显示，到 3 岁时，约 90%CMPA 患儿形成口服耐受。因此在形成口服耐受的过程中，需要帮助婴幼儿实现各系统的正常发育，既快速缓解症状，又确保营养吸收，支持生长发育。

国内最新研究结果显示，AAF 喂养 6 个月，可显著改善 CMPA 患儿皮肤、胃肠道、呼吸道症状，帮助患儿追赶生长。同时，经 6 个月干预，可使 76.51% 患儿建立口服耐受。

5. 不可用于过敏患儿治疗的配方

（1）部分水解配方（pHF）：由于 pHF 仍保留部分抗原活性，可引起 40% ～ 60%CMPA 患儿再度发生过敏，因此不属于低敏配方，不可用于 CMPA 的治疗。

（2）大豆蛋白配方：由于大豆蛋白与牛奶蛋白之间存在交叉过敏反应，且营养成分不足，一般不建议选用大豆蛋白配方进行治疗，经济确有困难且无大豆蛋白过敏的＞ 6 月龄患儿可选用大豆蛋白配方，但对于有肠绞痛症状患儿不推荐使用。

（3）其他动物奶：考虑营养因素及交叉过敏反应的影响，故不推荐采用未水解的驴乳、羊乳等进行替代治疗。

6. 我国市面常见的低敏配方　特殊医学用途配方食品（food for special medical purpose，FSMP）指为满足进食受限、消化吸收障碍、代谢紊乱或特定疾病状态人群对营养素或膳食的特殊需要，专门加工配制而成的配方食品。在医师或临床营养师的指导下，单独食用或与其他食物配合食用时，其能量和营养成分能够满足 0 ～ 6 月龄特殊医学状况婴儿的生长发育需求。按照年龄不同，特医食品一般分为针对 0 ～ 12 个月婴幼儿群体的 iFSMP 和针对＞ 1 岁人群的 aFSMP。《特殊医学用途婴儿配方食品通则》（GB 25596—2010）中的特殊医学配方食品包括无乳糖配方或低乳糖配方、乳蛋白部分水解配方、乳蛋白深度水解配方或氨基酸配方、早产 / 低出生体质量婴儿配方、母乳营养补充剂、氨基酸代谢障碍配方。

为了满足特殊的医学用途,我国对特医食品的研发、生产和临床疗效等多方面均有严格要求。此外,特医食品申请注册时需接受原CFDA(国家药品监督管理局)严格的技术审评,只有满足各项指标要求的高质量产品才能顺利通过审评,准予注册,拿到证书。由此可见,真正的特医食品门槛较高,不是任意一个企业都可以生产,也不是任意一个产品都可以成为特医食品。部分知名企业尝试通过跨境电商的形式引入国外具有多年临床应用经验的深度水解配方奶粉,获得国际特医食品认证,也是可以考虑的特殊医学用途食品。

（李 婧 吴 捷）

第12章

部分水解蛋白配方及其在牛奶蛋白过敏预防中的应用

一、部分水解蛋白配方定义

完整的牛奶蛋白分子分子量介于14kD（α-乳清蛋白）和67kD（牛血清白蛋白）之间，能够成为变应原的蛋白肽段，其分子量通常为10～70kD，尤其多见10～40kD。

通过乳蛋白水解加工工艺，对完整牛奶蛋白分子进行加热、酶切水解和（或）超滤，使其被分解成为小分子乳蛋白、肽段和氨基酸，所得到的配方称之为水解蛋白配方（图12-1）。经过水解工艺处理后的水解蛋白配方所包含肽段的分子量低于原始的蛋白来源，而且蛋白质结构在序列组成和空间构象上也发生了改变。按照水解程度可将水解蛋白配方分为深度水解配方和部分水解配方。

乳蛋白部分水解配方产品应符合《特殊医学用途婴儿配方食品通则》（GB25596—2010）规定的能量和各营养素指标要求。通则规定，乳蛋白部分水解配方适用于乳蛋白过敏高风险婴儿。另外，乳蛋白经部分水解后，更易消化吸收，临床实践中也被广泛应用于蛋白消化吸收不适的情况。

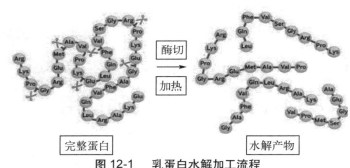

完整蛋白 ——酶切/加热→ 水解产物

图 12-1　乳蛋白水解加工流程

二、部分水解蛋白配方中的热量和蛋白质含量

部分水解配方奶粉按照适用对象不同可分为早产 / 低出生体重儿配方粉、婴儿配方粉。目前市面上可获得的部分水解配方粉热量和蛋白质含量见表 12-1。

表 12-1　部分水解蛋白配方的热量及蛋白质含量

分类 / 适用对象	热量 (kcal/100ml)	蛋白质含量 (g/100kcal)
足月儿配方奶粉	67 ～ 68.4	1.88 ～ 2.30
早产 / 低出生体重儿	73	2.8

三、过敏预防的理论基础

1. **过敏预防的理论基础**　食物蛋白具有变应原性。一方面，食物蛋白可能启动特异性 IgE 合成和（或）T 细胞免疫反应，成为变应原，使机体可能发生食物蛋白过敏；另一方面，则可能诱导口服免疫耐受，使个体对食物蛋白不发生过敏。一种食物蛋白最终是否表现为变应原，这取决于个体的遗传倾向、首次引入这种食物蛋白的剂量和时间、环境因素等。口服免疫耐受定义为在口服食物蛋白后免疫系统对其消化产物的特异性免疫低反应或无反应性状态。正常情况下，被肠道相关淋巴组织所递呈的较低分子量的变应原可能诱导口服耐受，而不是致敏。

完整牛奶蛋白可能会增加致敏的风险。部分水解蛋白配方与完整牛奶蛋白配方相比，具有较高的消化耐受性和较低的变应原性，因此可能具有降低过敏性疾病发生的潜能。但动物研究显示，部分水解蛋白配方的残基变应原性虽然显著减低，但是经部分水解蛋白致敏的动物仍能出现阳性皮肤试验反应。而儿童研究显示，部分水解蛋白配方均含有能够与患者血清 IgE 抗体结合的蛋白片段，提示部分水解蛋白配方残留变应原性。因此，目前多个指南指出，高过敏风险婴儿如人工喂养，建议使用部分水解蛋白配方以预防过敏，但对已发生牛奶蛋白过敏的患儿则需使用低敏配方（深度水解蛋白配方和氨基酸配方）。

2. 部分水解蛋白配方诱导口服耐受的效果　部分水解蛋白配方因水解工艺而改变牛奶蛋白的表位（抗原决定基），但保留微量抗原活性，而持续少量摄入可诱导免疫耐受，从而提高婴儿对牛奶蛋白质和其他食物蛋白质，甚至吸入性抗原的耐受性。

但是因蛋白质来源、水解工艺和加热与否及 pH 等不同，不同品牌的部分水解蛋白配方所含肽段的分子量分布也不尽相同，残留的变应原水平、可耐受性和过敏预防的有效性也会存在差异。动物实验表明部分水解的乳清蛋白加酪蛋白产物与部分水解乳清蛋白相比可能产生更好的耐受。

四、部分水解蛋白配方预防过敏的临床应用建议

欧洲过敏及临床免疫学会（the European Academy of Allergy and Clinical Immunology，EAACI）在 2014 年发布了食物过敏和速发反应指南，指出对于过敏高风险儿，建议最好纯母乳喂养 4～6 个月，当母乳不足或不能母乳喂养时，推荐在出生后 4 个月使用临床验证具有预防效果的部分水解蛋白配方。2019 年中华医学会儿科学分会发表《儿童过敏性疾病诊断及治疗专家共识》也指出，针对过敏性疾病高风险婴儿的营养策略，应纯母乳喂养至少到 4～6 月龄；有条件的配方奶喂养者建议选择部分水解蛋白配方。

目前研究表明，针对高风险婴儿，当不能母乳喂养或母乳不足时，在出生后早期应用临床验证具有过敏预防的特定水解蛋白配方，可能在一定程度上降低特应性湿疹的发生，但不支持对其他过敏症状的预防作用，也不支持将部分水解蛋白应用于无过敏家族史儿的过敏预防。

五、部分水解蛋白配方与婴儿功能性消化不适症状

1. 婴儿功能性消化不适　婴儿具有特殊的生理特点，其消化系统功能不成熟，表现为贲门较松弛，胃肠运动协调性较差，胃酸分泌少，对酶的激活不够，因此酶活性低，对蛋白质的消化能力不足。未被消化的蛋白质易被结肠细菌腐败，产生气体和有害代谢产物，造成消化不适的症状；婴儿发生消化不适时肠道可能伴有炎症损伤，导致小肠绒毛上皮乳糖酶活性降低，造成对乳

糖的消化不充分，易造成多种胃肠道不适症状，如胀气、呕吐、烦躁哭闹、功能性腹泻等。在出生后最初几个月，50% 以上婴儿有功能性消化不适的表现。

常规配方奶粉乳糖含量高，且加热过程中的糖化反应可改变牛奶蛋白结构，阻碍消化酶接近蛋白的剪切 / 水解位点，导致婴儿对乳糖和蛋白质的消化吸收不充分，造成常规配方奶粉喂养儿易出现功能性消化不适。

2. 部分水解蛋白配方对婴儿功能性胃肠病的作用　部分水解牛奶蛋白配方中，蛋白质经过水解成为小分子蛋白和多肽，产生的乳凝块小，更容易消化吸收，乳清蛋白：酪蛋白比例 =60 ： 40，其氨基酸模式更接近母乳。而低乳糖的部分水解蛋白配方，乳糖含量降低，与常规配方相比，乳糖减少 80%，既能减少乳糖不耐受的发生，同时又可保留乳糖对婴儿的健康促进作用。有研究表明提示，低乳糖部分水解蛋白配方更有助于快速有效缓解婴儿功能性消化不适。

另外，研究显示部分水解蛋白配方可以缓解婴儿功能性便秘。这可能是由于部分水解蛋白配方的蛋白质分子含量约为普通配方的 1/10，细化的蛋白质改善了蛋白质的分解和吸收，同时细化了粪块，改善功能性出口梗阻。

（李　婧　吴　捷）

第13章
疫苗接种

第一节　疫苗接种与过敏性疾病

【我国人用疫苗接种简况】

疫苗接种是预防和控制感染性疾病最有效的手段，目前在全球范围内多个国家都已建立了比较完善的针对健康儿童和成人的推荐免疫接种程序以指导预防多种传染病的发生。

根据《疫苗流通和预防接种管理条例》的规定，我国将人用疫苗分为第一类疫苗和第二类疫苗。第一类疫苗指政府免费向公民提供，公民应当依照政府的规定受种的疫苗，包括国家免疫规划疫苗、市级以上人民政府增加的疫苗以及县级以上人民政府或其卫生主管部门组织的应急接种或者群体性预防接种所使用的疫苗。目前我国第一类疫苗以儿童常规免疫疫苗为主，我国目前执行的国家免疫规划疫苗儿童免疫程序见表 13-1，除此之外第一类疫苗还包括对重点人群接种的出血热疫苗和应急接种的炭疽疫苗、钩端螺旋体疫苗等。

第二类疫苗是除第一类疫苗之外的、且已被证明其所预防疾病效果良好的疫苗，由公民自费并且自愿受种。目前我国这类疫苗主要有水痘疫苗、肺炎疫苗、流感疫苗、流感嗜血杆菌 b (Haemophilus influenzae type b,

表 13-1　国家免疫规划疫苗儿童免疫程序（2016 年版）

[中国疾病预防控制中心免疫规划中心（http：//nip.chinacdc.cn/jzcx/）]

接种年（月）龄	疫苗名称	接种剂次
出生时	乙肝疫苗（HepB） 卡介苗（BCG）	第一剂 第一剂
1 月	乙肝疫苗（HepB）	第二剂
2 月	脊髓灰质炎灭活疫苗（IPV）	第一剂
3 月	口服脊髓灰质炎减毒活疫苗（OPV） 百 - 白 - 破疫苗（DTaP）	第一剂 第一剂
4 月	口服脊髓灰质炎减毒活疫苗（OPV） 百 - 白 - 破疫苗（DTaP）	第二剂 第二剂
5 月	百 - 白 - 破疫苗（DTaP）	第三剂
6 月	乙肝疫苗（HepB） A 群流脑多糖疫苗（MPSV-A）	第三剂 第一剂
8 月	麻 - 风疫苗（MR） 乙脑减毒活疫苗（JE-L）/ 乙脑灭活疫苗（JE-I）*	第一剂 第一 / 一、二剂
9 月	A 群流脑多糖疫苗（MPSV-A）	第二剂
18 月	百 - 白 - 破疫苗（DTaP） 麻 - 腮 - 风疫苗（MMR） 甲肝减毒活疫苗（HepA-L）/ 甲肝灭活疫苗（HepA-I）	第四剂 第一剂 第一剂
2 岁	乙脑减毒活疫苗（JE-L）/ 乙脑灭活疫苗（JE-I） 甲肝灭活疫苗（HepA-I）	第二 / 三剂 第二剂
3 岁	A 群 C 群流脑多糖疫苗（MPSV-AC）	第一剂
4 岁	口服脊髓灰质炎减毒活疫苗（OPV）	第三剂
6 岁	白 - 破疫苗（DT） 乙脑灭活疫苗（JE-I） A 群 C 群流脑多糖疫苗（MPSV-AC）	第一剂 第四剂 第二剂

注：* 选择接种乙脑灭活疫苗时，采用四剂次接种程序，第 1、2 剂间隔 7 ～ 10 天

Hib）疫苗、狂犬病疫苗、轮状病毒疫苗、霍乱疫苗等（表
13-2）。第二类疫苗对预防疾病具有良好效果，目前划
分为第二类仅仅是根据我国政府可投入的公共卫生资源

表 13-2　我国主要第二类疫苗

疫苗	接种时间及剂次
七价肺炎球菌结合疫苗	用于 3 月龄 -2 岁婴幼儿，3 ～ 5 月龄接种第一剂次，12 ～ 15 月龄接种第二剂次
水痘减毒活疫苗	用于 1 岁以上儿童，1 ～ 12 岁接种第一剂次，13 岁以上接种第二剂次
b 型流感嗜血杆菌结合疫苗	自 2 ～ 3 月龄开始，每隔 1 个月或 2 个月接种一剂次（0.5ml），共三剂次，18 月龄时加强接种一剂次；6 ～ 12 月龄儿童，每隔 1 个月或 2 个月注射一剂次（0.5ml），共二剂次，18 月龄时行加强接种一剂次；1 ～ 5 周岁儿童，仅需注射一剂次（0.5ml）
流感病毒裂解疫苗	用于 6 ～ 35 月龄儿童，二剂次，间隔 4 周；推荐 9 ～ 11 月份接种
狂犬病疫苗	用于：①咬伤后（暴露后）预防——任何可疑接触狂犬病毒，如被动物咬伤、抓伤，皮肤或黏膜被动物舔过者；②无咬伤（暴露前）预防——在疫区有咬伤的高度危险或有接触病毒机会的工作人员及与其他哺乳动物接触频繁人员及严重疫区儿童、旅游者等 动物咬伤或抓伤后第 0、3、7、14 和 28 天每次一剂次，共接种五剂；未咬伤健康者预防可在第 0、7、21 天各接种一剂次，1 年后加强一剂次，以后每隔 1 ～ 3 年再加强一剂次
口服轮状病毒疫苗	主要用于 2 月龄至 3 岁婴幼儿，每年口服一剂次（3ml）
重组戊型肝炎疫苗	用于 16 岁以上易感人群，一剂次

注：内容来源于《中国药典》和疫苗药品说明书

现况暂无法纳入第一类疫苗范畴，而提供给经济承受能力许可的儿童家庭以更多选择。

推荐在新生儿、婴幼儿期、儿童期按国家免疫接种规划使用第一类和第二类疫苗。

【过敏性疾病与疫苗接种】

过敏性疾病由于发病率显著上升而被世界卫生组织（WHO）列为 21 世纪需要重点研究和防治的三大疾病之一。儿童常见过敏性疾病主要包括支气管哮喘（过敏性哮喘）、过敏性鼻炎、变应性皮炎及食物过敏等。过敏性疾病患儿由于存在过敏相关的免疫异常及部分患儿长期应用糖皮质激素控制病情等原因，与正常儿童相比较，过敏性疾病儿童更易罹患感染性疾病，而且感染又会进一步诱发和加重过敏性疾病，所以对于过敏性疾病儿童，更需要进行预防接种来预防疫苗可预防性疾病。

关于过敏性疾病儿童与疫苗接种，涉及两个方面的问题，一是过敏性疾病的儿童对疫苗成分可能出现过敏，即疫苗过敏及接种疫苗后发生的过敏反应；另一方面是过敏性疾病儿童的疫苗接种。

（杨思睿　王晶华）

第二节　疫苗过敏

【疫苗过敏】

疫苗过敏（vaccine allergy）是指接种疫苗后发生的对所接种疫苗中含有的一种或多种成分的过敏反应，不包括与疫苗接种相关的其他不良反应。

疫苗过敏可以是速发的或迟发的，大多数速发反应是 IgE 介导的 I 型超敏反应。典型的速发疫苗过敏发生在暴露于疫苗后的数分钟内，正常情况下多发生于 4 小时内，IgE 介导的速发超敏反应的常见症状有荨麻疹、血管性水肿，以及严重过敏反应。迟发型过敏反应常发生于暴露后数小时或数天，也可延迟到暴露后 2 ～ 3 周。迟发疫苗过敏少见，有极少报道发生于狂犬病疫苗等疫苗接种后，最常见的体征是皮疹（各种各样的多形性斑丘疹）。迟发型疫苗过敏通常为自限性，不影响以后的疫苗接种（如同种疫苗追加剂次）。

【疫苗过敏相关变应原】

疫苗的抗原、残留动物蛋白、抗微生物制剂、保护剂、稳定剂和其他疫苗成分均可能产生过敏反应。疫苗过敏的发生大多与疫苗抗原及佐剂以外的附加疫苗组分有关（表 13-3）。

表 13-3　常用疫苗中含有的可能致敏组分

疫苗	疫苗致敏成分				
	鸡蛋白	牛奶	明胶	抗生素	硫柳汞
百 - 白 - 破疫苗（DTaP）			+	部分 *	
麻 - 腮 - 风疫苗（MMR）			+		+
流行性感冒疫苗	+		+	部分 *	+
乙型肝炎疫苗				部分 *	
乙型脑炎疫苗					
流行性脑炎疫苗	+				
水痘 - 带状疱疹病毒疫苗			+		+
脊髓灰质炎疫苗					+
狂犬病疫苗			+		

注：* 限注射用制剂

1. 微生物抗原 疫苗中微生物抗原本身引起的疫苗过敏反应很少见，仅见于极少报道（如破伤风和白喉类毒素、肺炎球菌或百日咳杆菌抗原）。接种这些疫苗的患者中，迟发荨麻疹、血管性水肿及非特异性皮疹都有报告（5% ～ 13%），但多数都没有进行全面的变应原检测确认。

2. 鸡蛋白 鸡蛋过敏可能是患者发生疫苗过敏的原因。目前国内部分常用疫苗在生产过程中含有少量残留的鸡蛋白成分，在不同疫苗品牌和批次中残留鸡蛋白的含量存在差异。含有鸡蛋白成分的常用疫苗有麻 - 风疫苗（MR）、麻 - 腮 - 风疫苗（MMR）、部分狂犬病疫苗、流感疫苗和黄热病疫苗。其中 MR 疫苗、MMR 疫苗和部分狂犬病疫苗是在鸡胚胎纤维细胞中培养的，疫苗中鸡蛋白的含量为纳克级，属极微量，可以在不做皮肤试验的情况下直接接种。美国国家免疫接种咨询委员会（The Advisory Committee on Immunization Practices，ACIP）的研究报告显示 MMR 疫苗可以安全地应用于99%的鸡蛋过敏患者。而流感疫苗和黄热病疫苗则是在鸡胚中培养得到的，在这两种疫苗中含有微克级的鸡蛋白（流感疫苗含有鸡蛋白 1.2 ～ 42.0mg/L），接种时可能触发鸡蛋白过敏反应，尤其是对于严重鸡蛋白过敏个体，可能触发严重甚至是致命性的全身过敏反应。因此，严重鸡蛋白过敏儿童应避免接种此类疫苗，如确有必要接种，应尽可能选择细胞培养型流感疫苗等不含有鸡蛋白成分的同种疫苗接种，以避免严重过敏反应的发生。

3. 牛奶 牛奶是婴幼儿最常见的变应原。而用于白喉杆菌、百日咳杆菌、破伤风梭菌的分离、鉴定、增殖的多种培养基的配方中均含有牛奶蛋白成分。百 - 白 -

破疫苗中可检测到牛奶主要致敏成分——酪蛋白，含量为 8.1～18.3ng/ml。美国疫苗不良事件报告系统（Vaccine Adverse Event Reporting System，VAERS）中列出有 8 例严重牛奶过敏儿童在接受这类疫苗加强接种时出现了严重过敏反应。极微量的牛奶蛋白即可触发过敏反应，高水平的牛奶特异性 IgE，预示疫苗过敏的风险增加，提示牛奶过敏患儿接种百 - 白 - 破疫苗存在过敏风险，特别是严重牛奶过敏儿童在再次接种此种疫苗加强剂次时过敏风险更大，需谨慎。

4. **明胶（gelatin）** 明胶是一种在食物和药物中广泛使用的动物蛋白，作为稳定剂在许多疫苗中添加有不同种类的明胶，以保持疫苗的稳定性。对于明胶过敏患者，接种明胶含量较高的疫苗（MMR 和水痘 - 带状疱疹病毒疫苗）后有发生过敏反应的风险。

5. **抗生素** 庆大霉素、四环素、新霉素、链霉素、卡那霉素和多黏菌素 B 等抗生素常用于疫苗生产过程中，以防止细菌或真菌的生长。尽管在疫苗纯化过程中大部分抗生素已清除，但部分疫苗中仍有痕量抗生素成分。理论上对这些抗生素过敏者接种此类疫苗时有过敏风险，但目前尚未见疫苗过敏与痕量抗生素有关的报道。

6. **防腐剂** 硫柳汞、2- 苯氧乙醇常用于消毒以防止细菌生长。目前大多数疫苗已经去除了硫柳汞，但是临床使用的部分流感疫苗和流脑疫苗中仍然含有此组分。疫苗中的硫柳汞与接触性过敏及极少见的全身反应有关。故目前 ACIP 认为针对硫柳汞的局部或迟发超敏反应不是含硫柳汞疫苗接种的禁忌证。

7. **酵母** 目前基因工程重组疫苗中以酵母细胞为宿主细胞生成的疫苗，如乙肝病毒疫苗、人乳头瘤病毒疫苗中含有痕量酵母蛋白。研究显示，酵母致敏在这些疫苗不良反应中可能发挥作用，但均未见酵母致敏与疫苗过敏之间的确定性关联，疫苗中其他抗原的作用不能排除。这表明，重组酵母来源的乙肝疫苗对酵母过敏患者构成的危险性较低。如对酵母严重过敏，推荐在乙肝疫苗和人乳头瘤病毒疫苗接种前进行评估。

【疫苗过敏的临床表现】

疫苗过敏临床症状多样，发生时间、持续时间和严重度不一。大部分过敏症状出现在接种疫苗后数分钟至数小时内。最严重的是急性全身过敏反应，表现为低血压、呼吸困难、休克及意识丧失等。虽然疫苗引起的急性全身过敏反应的发生率不足 1/100 万，但其是一种可迅速危及生命的急症，需要及时识别并立即采取医学干预措施。

1. **皮肤**　荨麻疹是最常见的疫苗过敏反应，局部瘙痒为主，通常可在 24 小时内消退。血管性水肿是一种有致命风险的过敏反应，通常发生于面部或口咽部，受累组织疼痛明显，常需 24 ～ 48 小时才可消退。荨麻疹和血管性水肿是速发型变态反应的典型表现，但也可发生于迟发反应。

2. **呼吸系统**　鼻塞、流涕、鼻痒、打喷嚏。如累及上气道、声带，可出现音哑、吞咽困难、梗阻性呼吸困难，支气管痉挛则会出现咳嗽、喘息、胸闷和吸气性呼吸困难，此种情况在婴幼儿中更常见。

3. **消化系统**　频繁剧烈的呕吐、腹泻、胃肠绞痛等。

4. **心血管系统**　严重疫苗过敏可表现为突发的急性循环功能障碍，如低血压、严重心律失常、休克、意识丧失等。

5. 急性全身过敏反应 接种疫苗后迅速出现的全身多脏器、多系统表现，是疫苗过敏最严重的表现，可出现不同程度血压下降、荨麻疹、呼吸困难、严重心律失常及意识丧失等。在接种疫苗后4小时内出现2个以上器官系统过敏反应应考虑急性全身过敏反应的可能。急性全身过敏反应进展迅速，应立即予以紧急救治。

【疫苗过敏的治疗】

轻微的疫苗过敏反应可以使用抗组胺药物及对症治疗。抗组胺药物有苯海拉明、氯苯那敏、西替利嗪、氯雷他定等，均可用于减轻过敏症状，在严重过敏情况下，可能需要注射给药，并需要增加剂量。对于急性全身过敏反应，早期识别是积极救治的关键，应立即给予肾上腺素紧急救治及相关生命支持治疗，重症者可同时静脉应用糖皮质激素以迅速缓解过敏症状，酌情给予积极对症治疗。

对于已发生过疫苗过敏者，在未明确具体变应原因前不应再次接受同种疫苗治疗。对于有明确疫苗过敏史或经检测确认有对疫苗成分过敏者，确实需要再次接种疫苗者，如果风险不高，可以采取延长给药时间剂量递增的注射方法（分次先注射剂量的1/10，再注射2/10，逐渐递增直至全部注射完毕），接种者可逐渐达到免疫耐受而完成全程免疫接种。

对免疫接种相关的、可能为免疫介导的过敏反应，应进行免疫专科评估，尽可能明确疫苗相关变应原，并对以后的疫苗接种进行安排和推荐。

（杨思睿　王晶华）

第三节 过敏性疾病儿童的疫苗接种

过敏性疾病包括过敏性鼻炎、支气管哮喘、变应性皮炎与食物过敏等疾病。

基于"卫生假说"在过敏性疾病发病中的作用，有人认为疫苗接种预防疾病作为卫生环境的一部分可能会导致过敏性疾病的增加，但是较大样本的研究及对文献的系统综述均未发现疫苗接种增加过敏性疾病的风险，故推荐过敏性疾病儿童应在免疫专科评估后依据评估意见接种疫苗。

【支气管哮喘和过敏性鼻炎】

支气管哮喘、过敏性鼻炎是儿童常见过敏性疾病，发病率逐年上升。支气管哮喘及过敏性鼻炎患儿易患感染性疾病，而感染又是诱发病情加重的主要诱因，更应按免疫规划程序进行预防接种。推荐支气管哮喘、过敏性鼻炎患者接种肺炎球菌疫苗，每年接种 1 次流感疫苗。

支气管哮喘及过敏性鼻炎缓解期（包括低剂量吸入糖皮质激素维持治疗期）应按免疫规划程序进行预防接种。对鸡蛋、牛奶严重过敏的支气管哮喘儿童，应在具备抢救设备的医疗机构和医务人员监护下接种 MMR、DTaP 等疫苗。

支气管哮喘急性发作期（包括口服/静脉全身应用糖皮质激素治疗期）应暂缓接种疫苗。根据 ACPI 的建议，停止全身应用糖皮质激素 1 个月以上可恢复正常接种疫苗。

鼻腔喷雾式减毒活流感疫苗（LAIV）可能在鼻腔中复制而诱发支气管哮喘和过敏性鼻炎发作，故 LAIV 不能用于 2 岁以下婴幼儿、支气管哮喘、过敏性鼻炎或呼吸道过敏性疾病患儿、既往 12 个月内有过过敏性鼻炎、支气管哮喘发作的 2 ~ 4 岁的儿童。

【湿疹】

湿疹（eczema）常发生于婴幼儿，发病机制尚不明确，目前认为是多种内、外因素综合作用的结果，免疫机制如过敏反应和非免疫机制如皮肤刺激均参与发病过程。约 50% 的湿疹患者会发展成过敏性鼻炎或哮喘。湿疹患儿皮肤屏障功能有破坏，易继发刺激性皮炎、感染及过敏而加重皮损。湿疹患儿应接种疫苗以预防疫苗可预防疾病发生，且接种疫苗后不会加重湿疹疾病症状。

湿疹病情稳定时应避开湿疹部位按免疫规划程序进行预防接种，密切观察皮疹变化。对鸡蛋、牛奶严重过敏的湿疹患儿，应在具备抢救设备的医疗机构和医务人员监护下接种 MMR、DTaP 等疫苗。

湿疹急性期特别是伴有发热时应暂缓接种疫苗，待病情稳定后再行接种。

【食物过敏】

食物过敏（food allergy）是指机体通过食入、皮肤接触或吸入某种食物蛋白而引起的特异性的免疫反应，从而导致机体过敏性炎症的一组疾病，最常见的致敏食物有牛奶、鸡蛋、花生、坚果、甲壳类和贝类、鱼、小麦和大豆。食物过敏儿童因过敏性炎症及相关抗过敏治疗而感染风险较正常儿童增加。已有研究显示接种疫苗并没有增加食物过敏的发生，反而可能降低过敏性疾病的发生率。因此，食物过敏儿童应正常按免疫规划程序进行预防接种。

对于鸡蛋白过敏儿童，可按正常程序接种 MMR 疫苗。流感疫苗中虽残留微量鸡蛋成分，但《中华人民共和国药典（2015 年版，三部）》未将鸡蛋过敏作为接种流感疫苗的禁忌证；*Vaccines* 第 7 版中，亦指出鸡蛋白过敏者可接种任何疫苗，但对鸡蛋白有严重全身过敏反应史的儿童，应在医疗机构的监护下接种流感疫苗。鸡蛋白过敏儿童禁忌接种黄热病疫苗。

对于牛奶过敏儿童，推荐所有儿童接受标准规程的 DTaP 疫苗接种，但严重牛奶过敏儿童应在医疗机构的监护下接种 DTaP 疫苗，尤其是再次接种 DTaP 加强剂次时更应谨慎。

（杨思睿　王晶华）

第14章
过敏性疾病的特异性免疫治疗

第一节　特异性免疫治疗
简史及概述

变应原特异性免疫治疗（allergen specific immuno-therapy，AIT）属于免疫疗法（immunotherapy）范畴。这种治疗方法也称脱敏（desensitization）或减敏（hyposensitization）。免疫疗法广义地指一切利用免疫学手段进行的治疗方法，所以它也适用于某些免疫缺陷病、传染病、肿瘤等的治疗。本章所讨论的免疫疗法是专指针对 IgE 介导的 I 型变态反应的，特别是由于气传致敏物所致的速发型变态反应的治疗；有时也用于食物和药物速发型变态反应的防治。主要是季节性和常年性过敏性鼻炎和哮喘的一种病因性疗法。

目前临床上被认为有效的、开展广泛的一个是传统的皮下免疫治疗；另一个是舌下免疫治疗。由于采用高纯度、高免疫原性和低变应原性的标准化变应原制剂，加上治疗方法的改进以及非注射途径的应用，使 AIT 的疗效逐渐提高和更加安全，也是到目前为止唯一针对病因可以阻断过敏进程的治疗方法。

第二节　变应原特异性免疫治疗的作用机制

变应原特异性免疫治疗（allergen specific immunotherapy，AIT）是通过不同途径，给对某种变应原敏感患者逐渐增加该变应原产品的用量，从而减轻再次暴露于该变应原环境下的症状的疗法。变应原特异性免疫治疗可以诱导临床和免疫耐受，具有长期的效果并能预防变应性疾病的进一步发展。免疫治疗的具体机制尚未完全明确，早期的治疗机制研究主要集中在抗体和效应细胞上，而新近的研究发现，不仅仅是抗体和效应细胞的反应，重要的是调节了 T 细胞反应功能。国内外研究显示不论是皮下免疫治疗（subcutaneous immunotherapy，SCIT）还是舌下免疫治疗（sublingual immunotherapy，SLIT）都可以通过体液及细胞免疫机制减轻变应原引起的速发和迟发变态反应的症状。

目前认为免疫治疗可作用于 I 型变态反应发生和发展的多个环节。皮下免疫治疗机制主要为：诱导机体产生特异性抗体、减少炎症细胞的聚集和活化、纠正变应原特异性 T 细胞的表型、诱导外周 T 细胞耐受等。

第三节　适应证及禁忌证

虽然特异性免疫治疗是唯一针对病因的治疗，可以阻断过敏进程，但并不是所有的过敏性疾病都可以进行特异性免疫治疗，必须是由 IgE 介导的 I 型变态反应性疾病，变应原明确又无法避免，反复发作逐渐加重的患者。目前存在不同程度的随意夸大特异性免疫治疗的效果，过度使用特异性免疫治疗，患者过分依赖特异性免疫治疗等许多问题。

一、特异性免疫治疗的适应证

特异性免疫治疗是指过敏患者在确定了患者发生过敏反应的变应原后，将变应原配制成各种不同浓度的提取液，给患者反复注射，或通过口服、舌下含服等方式与患者接触，浓度由低到高，剂量由小到大，达到一定浓度和剂量后，维持注射一定时间，使患者对此类变应原的耐受力提高，再次接触此类变应原后不再发生过敏现象或过敏症状得以减轻，并且在脱敏治疗结束后仍然可以维持一定时间的疗效，甚至维持终身不再发病。特异性免疫治疗已经成为当前变态反应临床上应用最为广泛的治疗方法之一，因为它是目前过敏性疾病唯一的对因治疗方法，又同时具有预防与治疗的双重意义。

与其他疫苗治疗相比，变应原特异性免疫治疗的专业性更强，因此特异性免疫疗法应由变态反应专家来处方，同时由受过变态反应训练的医师负责治疗。开始治疗时患者必须是缓解期或症状轻微的时候。

【进行特异性免疫治疗的标准】

1. 变应原的特异性 IgE 检测阳性，包括体内检测（皮内试验、点刺试验）或体外检测（放射性变应原吸附试验、酶联免疫吸附试验、荧光酶免法等）。

2. 患者未接受禁忌治疗。

3. 使用高质量的标准化变应原提取物。

【特异性免疫治疗的适应证】

1. 由不可避免的吸入性变应原引起的 IgE 介导的过敏性疾病如过敏性鼻炎、过敏性哮喘、过敏性结膜炎、特应性皮炎等。

2. 虽然体内试验和体外检测吸入性变应原均为阴性，但是从病史和激发试验的结果看仍然高度怀疑对此类吸入性变应原敏感者，也可以尝试使用特异性免疫治疗。

3. 对于食物和药物过敏患者，即使经过检测已经确诊，一般均建议采取避免接触的原则，除非极个别情况下，患者对此类食物或药物极端需要而又无法用其他食物或药物代替，如对破伤风抗毒素血清过敏外伤患者，可以极端谨慎地进行脱敏注射。

4. 对昆虫叮咬过敏的患者，在确诊情况下可以用相应的抗原脱敏注射，如蜂毒免疫治疗是治疗膜翅目昆虫叮蜇引起过敏反应的唯一有效措施。

二、特异性免疫治疗的禁忌证

免疫疗法有不少禁忌证，不掌握适应证，在禁忌进行免疫治疗的情况下进行免疫治疗，不但无效，还可能造成严重后果。

免疫疗法的禁忌证分绝对禁忌证和相对禁忌证两个方面。

【绝对禁忌证】

1. 呼吸道感染性炎症。

2. 哮喘的严重发作期和药物治疗未能控制的严重哮喘（FEV_1 低于预计值的 70%）。

3. 反应器官不可逆的改变（如肺气肿、支气管扩张等）。

4. 活动期肺结核。

5. 恶性肿瘤。

6. 严重的免疫病理和免疫缺陷性疾病，如多发性硬化病、自身免疫病等。

7. 严重心理障碍或精神紊乱等。

8. 严重的心血管性疾病。

9. 同时使用 β 受体阻滞药治疗（包括滴眼剂等局部用药）或 ACE 抑制剂。

10. 变应原曾引起剧烈过敏反应，脱敏治疗可能有危险者，如有过敏休克史的患者。

11. 非 I 型变态反应性疾病。

12. 伴有Ⅲ型变态反应病的患者，有可能因脱敏注射引入大量抗原，促使形成新的免疫复合物，使Ⅲ型变态反应病加重。在脱敏过程中发生全身或局部反应，疑与免疫复合物形成有关者，亦应中止免疫治疗。

13. 应用肾上腺素的禁忌证：因为脱敏治疗发生严重副作用时需用肾上腺素抢救，所以凡有应用肾上腺素的禁忌证者，如高血压、心脏病患者是否进行脱敏治疗，应权衡得失，慎重考虑，但因脱敏注射导致严重反应的情况甚为罕见，故此条仅供参考。

【相对禁忌证】

相对禁忌证是指当时情况不适宜进行免疫治疗，情况改善后仍可进行。

1. 年幼：5 岁以下儿童无相关临床疗效及安全资料。

2. I 型变态反应病严重发作时。

3. 重度特异性皮炎或皮肤化脓性感染。

三、特异性疫苗治疗评价

吸入性变应原免疫治疗的疗效，主要依据临床反应及用药量减少，目前还没有评价疗效的体内外检测指标。

IgE 水平往往不下降或只是轻微下降，IgG 水平明显升高。如果致敏原鉴别正确，对支气管哮喘、花粉症和特应性皮炎都可以成功地进行 SIT。给患者进行初始治疗的医师应每年评估其临床症状，如果临床反应良好，不需要重新评估致敏性，若反应欠佳，应重新评估致敏性，因为可能出现新的致敏原，临床症状可能与原有致敏原无关而与新致敏原有关。

免疫治疗的疗效分短期疗效和长期疗效。短期疗效主要是减轻过敏症状，减少药物使用；长期疗效则包括预防新发过敏，阻止疾病的进展（过敏性鼻炎发展为哮喘）、SIT 停药后的持续疗效等。免疫治疗前进行症状、用药计分（combined symptom medication score，SMS）及视觉模拟量表（VAS）、生活质量评分，以此作为基础值，治疗后所得分数与之比较。其他辅助实验室检查如皮肤点刺试验；结膜激发试验、鼻黏膜激发试验、支气管激发试验；血清特异性免疫球蛋白测定（TIgE、sIgE、sIgG、IgG4）；炎症介质的测定（嗜酸性粒细胞、肥大细胞、细胞因子）等检测进行比较。

第四节 皮下注射特异性免疫治疗

皮下注射特异性免疫治疗（subcutaneous immuno-therapy，SCIT）是一种经皮下注射给药并逐渐达到免疫耐受的特异性免疫治疗方法。从目前的临床情况看，皮下注射的方法仍然是特异性免疫治疗的最主要的给药方法。并且其疗效优于其他给药方式。目前国内的变应原脱敏注射剂主要有国产和进口两种，国产的由于我国国情，并没有商品化的变应原制剂，大多都是一些大的医院或研究机构的实验室生产，缺乏标准化和指控。注射方法、初始治疗一般都是从低浓度的低剂量开始，逐渐增加注射剂量和浓度，直至患者能够耐受的最大浓度和剂量，然后维持注射直至疗程结束。

一、患者的"知情同意"权

在开始实施 SIT 之前，必须认真、详细地向患者介绍 SIT 的临床意义与目的、有关 SIT 的治疗原理、治疗方式、注射的次数、治疗的疗程、可能出现的危险和不良反应的临床表现、治疗有效性的程度。增强患儿的依从性，使患儿和家长充分相信，做出接受 SIT 方案决定，并填写知情同意书。

二、皮下免疫治疗操作规范

【注射前监测与评估】

注射前需确认重要的抢救药品、确认患者和变应原产品、评估患者的临床状况。

1. 基本状态：注射前一周内病情是否稳定，是否发热、合并感染或其他疾病。

2. 注射反应：上次注射之后 3 天内的反应（包括局部反应、全身反应）。

3. 皮肤情况：伴发特应性皮炎、湿疹和荨麻疹的鼻炎和哮喘患者，皮肤症状是否得到良好控制。

4. 用药情况：治疗期间是否进行疫苗接种，接种疫苗是否间隔一周；最近 3 天是否使用其他药物（如 β 受体阻滞药、血管紧张素转化酶抑制剂、非甾体抗炎镇痛药）。

5. 是否大量饮酒。

6. 哮喘患者测定峰流速值：确认患者在接受注射时为良好状态。

【注射方法与监测】

1. *初始阶段治疗与监测*　必须根据每个患者的反应确定剂量。以下推荐剂量仅作为参考。初始方案可采用常规的"每周注射一次"方法，亦可选择集群或快速免疫治疗法。呈注射浓度和剂量逐渐递增方式实施。以屋尘螨变应原注射液（安脱达，Alutard）SIT 为例，常规的治疗患者一般按浓度递增（102 → 103 → 104 → 105SQ-U/1ml）和递增剂量（0.2 ～ 1.0ml）分为初始量和维持剂量二个阶段的治疗，全疗程为 3 ～ 5 年。螨变应原注射液（阿罗格 NHD）的常规治疗按浓度递增（50 → 500 → 500TU/ml）和剂量（0.1 ～ 1.0ml）分为初始剂量和维持剂量两个阶段，全疗程为 3 ～ 5 年。根据患者反应，适当进行浓度、剂量调整，见表 14-1。

表 14-1　变应原特应性免疫治疗起始阶段剂量调整

起始阶段的剂量调整指南	
下列情况不予注射	（a）最近 3 天患呼吸道感染或其他疾病 （b）最近 3 天过敏症状加重，或需增加抗过敏药物用量 （c）峰流速小于个人最佳值的 80%
终止该治疗间期	（a）局部速发型反应（直径）> 5cm （b）全身反应
注射间隔	2 周内：按时间表增加剂量 2 ～ 4 周：重复上次剂量 4 ～ 6 周：剂量退 1 步 6 ～ 8 周：剂量退 2 步 ≥ 8 周：重新开始

续表

起始阶段的剂量调整指南	
上次注射后出现局部速发型反应（30分钟）	＜5cm →按时间表增加剂量 5～8cm →重复上次注射剂量 ＞8cm →剂量退一步 ≥8周：重新开始
上次注射后出现的迟发型局部反应（24小时内）	如果出现的症状给患者带来不便，则维持上次剂量
上次注射后出现轻微全身反应（轻微荨麻疹、鼻炎、哮喘）	剂量退1～2步
严重全身反应	应考虑（是否）继续治疗
维持治疗阶段的剂量调整指南	
维持剂量的定义	(a) 经临床研究所确定的最佳剂量 (b) 个人最佳剂量（据个人反应而定）
起始治疗转向维持治疗注射时间间隔	2周（最多3周）→4周（最多5周）→8周（最多10周）维持治疗

2. 维持阶段注射与监测　最佳维持剂量是指获得最佳临床效果同时无任何严重不良反应时的个体化剂量。根据WHO指南文件的要求，推荐最佳维持剂量是个体耐受的最高剂量（纯化的主要致敏蛋白在5～20mg），SIT维持剂量需个体化。根据患者反应，适当进行浓度、剂量调整，见表14-2。

3. 注射后观察　常规注射后，患者在医师和护士的监测下至少观察30分钟；观察期间出现的任何症状，及时处理。

表 14-2　维持治疗阶段的剂量调整

出现下列情况时不予注射	(a) 最近 3 天患呼吸道感染或其他疾病 (b) 最 3 天过敏症状加重，或需增加抗过敏药物用量 (c) 峰流速＜个人最佳值的 80%
注射时间间隔	≤ 10 周：剂量不变 10 ～ 12 周：剂量减少 20% 12 ～ 16 周：剂量减少 40% ≥ 16 周：重新开始
上次注射后出现局部速发型反应（30 分钟内）	＜ 8cm →剂量不变 ＞ 8cm →剂量减少 20%
上次注射后出现局部迟发型反应（24 小时内）	如果出现的症状给患者带来不便，则剂量减少 20%
轻微全身反应	剂量减少 20% ～ 40%
严重全身反应	应考虑（是否）继续治疗
维持剂量减量后的剂量增加	≤ 20% → 4 周后恢复到总剂量→ 8 周维持剂量 ≥ 20% →每周注射一次直至维持剂量，然后按 2 周→ 4 周→ 8 周注射

三、变应原特异性免疫治疗疗效与安全性

免疫治疗的效果已被许多最佳设计的随机、双盲、安慰剂对照的临床研究科学地证实，证明对花粉症、鼻炎、哮喘和膜翅目昆虫毒液的免疫治疗是最有效的。已经证实有降低症状、用药指数的临床疗效。临床疗效证明的分类依据是哮喘用"Ia"表示，鼻炎用"Ib"表示，所用的变应原疫苗分别为桦树、牧草、雪松、丝柏、橄榄、墙草、豚草、猫毛、屋尘螨等。花粉变应原和昆虫毒素免疫治疗的远期疗效报告较多，药物治疗无效的严

重花粉症患者，在接受 3～4 年的免疫治疗后，治疗的临床疗效和免疫作用延续到治疗停止后 3 年以上。研究显示 3 年 SCIT 停药后，不仅可减少新的过敏症的发生，还可维持 12 年的临床疗效。免疫治疗的远期疗效能改善临床症状，而且能有效地防止变应性鼻炎向哮喘发展，以及阻止出现新的变应原。

每年都有几百万次的变应原特异性免疫治疗，而致命性全身反应则非常少。但是，特异性免疫治疗可能导致局部或全身反应，应用这种治疗的医师必须意识到该危险性并采取相应的措施以减低此种危险性。

第五节　变应原特异性舌下免疫治疗

变应原特异性舌下免疫治疗（sublingual immuno-therapy，SLIT）是一种经口腔黏膜给药并逐渐达到免疫耐受的特异性免疫治疗方法。SLIT 可作为皮下免疫治疗的替代疗法，在国外已广泛应用于治疗变应性鼻炎、过敏性哮喘。WHO 和 WAO 对 SLIT 给予充分肯定，进一步奠定了 SLIT 在变应性鼻炎、支气管哮喘治疗中的重要地位。因舌下免疫治疗发生严重副反应的风险小，适于患者在家中治疗，因而近年来正引起人们广泛关注。

一、SLIT 定义及概述

SLIT 是指在一段时间内，给患者"舌下含服"特异性的变应原疫苗，剂量和浓度由低至高，在 3～5 周达至预定的饱和剂量并维持一段时间，以刺激患者的免疫系统产生对该致敏原的耐受性，达到免疫治疗的效果。

二、SLIT 的剂型及应用方法

SLIT 主要产品包括屋尘螨、粉尘螨、花粉（草、墙草、橄榄、豚草）及猫皮屑等疫苗，剂型有片剂和滴剂两种。

1. 舌下含服片剂　速溶性舌下脱敏疫苗，如草花粉片剂（GRAZAX，ALK-Abelló A/S，Hørsholm，丹麦），在花粉期前 16 周开始一直持续到花粉期。

2. 舌下含服滴液

（1）一般 SLIT 剂型：分剂量递增阶段（剂量在 4 ～ 6 周逐渐升高）和维持阶段（达最大剂量后维持）。常规治疗分为递增剂量和维持剂量。目前国内有粉尘螨滴剂，其蛋白含量分别为 1g/ml、10g/ml、100g/ml、333g/ml、1000g/ml。用法如下：第 1 周用 1 号药，第 1 ～ 7 天分别舌下滴 1、2、3、4、6、8、10 滴；第 2 ～ 3 周分别舌下滴 2、3 号药，用法同前；第 4 ～ 5 周用 4 号药，每日舌下 3 滴，14 岁以下儿童以此量维持；第 6 周，5 号药，每天舌下 2 滴，≥ 14 岁者以此量维持。具体使用方法：将粉尘螨滴剂滴于舌下，含 1 ～ 3 分钟后吞咽，每天睡前用药。国内研制的黄花蒿粉滴剂也即将上市。

（2）单剂量 SLIT 疫苗滴剂：不需要递增剂量和维持剂量，直接单剂量治疗维持全疗程。目前国外报道的产品主要有尘螨疫苗滴剂，国内尚未见报道。

三、SLIT 的机制

SLIT 的作用机制还尚未完全明确。目前国际上的共识是 SLIT 可能通过与 SCIT 相似的机制发挥作用：启动 T 细胞应答，诱导 Th1/Th2 免疫偏移；抑制 Th2 细胞因子及其炎症效应细胞；改变血液中阻断性抗体

IgG 的水平等。现有机制研究显示，在 SLIT 给药后数分钟内，变应原迅速黏附到口腔黏膜上皮细胞上，随后被舌下黏膜上皮层的朗格汉斯细胞捕获（15～30分钟），经过加工后被携带到引流淋巴结内（12～24小时），在那里通过一系列的细胞间信号传导，启动 T 细胞应答，调节淋巴细胞分化及抗体分泌，从而抑制变应性炎症，改变机体对该变应原的免疫应答形式，由"过敏"转为"不过敏"，从而让患者对变应原产生免疫耐受。

四、SLIT 的疗效与安全性

SLIT 对鼻炎和哮喘的临床疗效多数产生于治疗的 1～3 年，小部分在 1 年内起效；其疗效与治疗时间和变应原剂量有明显的依赖关系。其临床疗效的证据分类鼻炎为 Ⅰa，哮喘为 Ⅰb。多个舌下免疫治疗多中心、随机、双盲、对照的研究显示 SLIT 能明显减少患者的症状和用药，具有长期疗效，同时 SLIT 疗法能够预防鼻炎发展成哮喘及新过敏症的出现。

作为一种新型给药方式，SLIT 极大提高了 ASIT 的安全性。从 1986 年开始在全球范围内使用至今，尚无因 SLIT 导致死亡的案例报道。近年来，SLIT 的安全性得到越来越多临床研究的证实和认可。SLIT 的有效性与剂量相关联，但高剂量给药不会明显增加全身和局部副反应的发生频率。研究显示 SLIT 治疗的患者，每 100 000 000 次用药出现 1 次过敏反应，其不良反应发生率和不良反应级别远远低于其他 ASIT 给药途径。SLIT 在 5 岁以下低龄儿童中的安全性也得到证实。SLIT 这种优良的安全性与口腔这一给药部位的特殊结构密切相关：①由于长期暴露在外界复杂环境中，口腔黏膜中的抗原递呈细胞呈现出良好的耐受表型；②且与其他部位相比，口腔组织含有相对较少的促炎细胞，从而减少了促炎免疫反应的发生；③同时，与口腔黏膜组织上层接触的 SLIT 变应原疫苗是在经过耐受良好的抗原递呈细胞（树突细胞）30 ～ 60 分钟的捕获和加工处理之后才能与促炎性的肥大细胞或者嗜酸性粒细胞结合，这种变应原与促炎症细胞的非直接接触也提高了治疗的安全性。SLIT 发生严重全身不良反应的概率较低，临床最常见的不良反应主要发生在口腔、嘴唇、舌下、口腔黏膜轻度痒感、肿胀；咽刺激感、眼发痒、咽下困难、咽喉痛等，少见荨麻疹、哮喘、胃肠道反应（如恶心、呕吐、轻度腹泻等）、轻度胸痛等，偶见快速舌下免疫治疗出现荨麻疹和鼻炎暂时加重，多于停药后自然消失，无严重不良反应。一般来说，这些反应是可以耐受的，不须药物治疗或调整剂量，绝大部分患者可以自行缓解或给予对症药物后很快缓解。

总之，掌握好适应证，应用变应原特异性舌下免疫方法治疗过敏性哮喘和过敏性鼻炎等某些过敏性疾病是安全有效的。随着科技的发展，进一步理解 SLIT 的机制，改变变应原分子结构、设计出适合于舌下用的新一代重组疫苗，将能更好地提高疫苗的疗效。

第六节　特异性免疫治疗的注意事项

特异性免疫治疗需要医患双方共同努力才能完成，因为进行治疗的患儿均是超敏体质，为了减少不良反应的发生，保证安全，所以在较长的治疗过程中需要面对各种各样的问题，根据目前的应用情况总结如下。

1. 变应原注射剂应在 2 ～ 8℃条件下冷藏保存。

2. 应用一次性注射器，严格执行无菌操作，防止注射局部感染或污染变应原注射剂。

3. 每次注射前应注意核对患者姓名、变应原制剂组成和浓度。

4. 注射部位不宜过浅，太浅容易出现局部反应。

5. 注射应在患者没有明显症状时进行，这点对哮喘患儿尤为重要。

6. 如果变应原制剂组分改变，必须从最低浓度的最低剂量重新开始注射。

7. 每次注射前应询问患者上次注射的耐受情况，再根据具体情况决定本次注射的剂量和浓度。

8. 注射当天患者应避免体力活动、饮酒、桑拿浴、热水浴等。

9. 如果同时接种其他疫苗，应在最后一次脱敏注射后 1 周进行；接种疫苗后 2 周再继续脱敏注射，使用上一次脱敏剂量的 50%。

10. 注射后至少留院观察 30 分钟，然后由医师做出耐受评价。

11. 如果治疗中断 2 ～ 4 周，继续治疗的剂量不得超过上次剂量的 50%；中断 4 周以上，必须从最低浓度的最小剂量重新开始。维持治疗超过预定时间达 2 周，继续治疗的剂量不得超过上次剂量的一半；超过 2 周以上，剂量不得超过上次剂量的 5%；超过 1 年，必须重新开始治疗。

12. 治疗期间出现下列情况时应暂停注射或调整剂量

（1）发热或出现其他感染症状。

（2）注射前有过敏反应发作。

（3）肺功能显著下降。

（4）异位性皮炎发作。

（5）最近接触过大量变应原。

（6）注射了其他疫苗。

第七节 不良反应及处理

特异性免疫治疗可引起局部反应和全身不良反应。

局部反应是指发生在注射部位的不良反应，引起局部不适。这又分为两种情况：一种情况发生在注射后 20 ～ 30 分钟，另一种情况发生在注射 30 分钟 以后。发生局部不良反应时，应调整疫苗的剂量。

全身反应是指远离注射部位发生的不良反应。通常于注射后数分钟内发生，很少超过 30 分钟。EAACI 在关于免疫治疗的意见书中提出了全身不良反应的严重度分级（表 14-3）。当发生全身反应时，应重新评估免疫治疗方案。

表 14-3 全身不良反应严重度分析

非特异性反应：可能是非 IgE 介导性反应，如不适、头痛、关节痛

轻度全身反应：轻度鼻炎和（或）哮喘（PEFR ＞预测值或个人最佳值 60%），抗组胺药或受体激动药治疗效果好

非致命性全身反应：荨麻疹、血管神经性水肿、严重哮喘发作（PEFR ＜预测值或个人最佳值 60%），治疗效果好

过敏性休克：迅速出现瘙痒、面部充血潮红、支气管痉挛，需采取抢救措施

非致命性全身反应多数发生在治疗后15～20分钟。大部分全身反应是轻微的，常规处理可以有效控制。发生严重的局部不良反应，并不意味着随后会发生全身反应。大部分全身不良反应发生前，并未出现严重的局部不良反应。

哮喘是发生全身不良反应非常重要的危险因素。哮喘未控制状态以及 FEV_1 小于预计值 70%，是发生支气管痉挛的危险因素；哮喘患者比非哮喘患者更易发生严重的支气管痉挛。

某些药物可以促使全身不良反应的发生。例如，β受体阻滞药可诱发全身不良反应，影响疗效。另一些药物可以预防全身不良反应。有研究指出，患者在免疫治疗前接受甲泼尼龙、酮替芬（美国和其他一些国家禁用）和长效茶碱的联合用药，全身不良反应的发生率降低。H_1 受体阻滞药也能减少全身不良反应的发生率。

其他可能导致全身不良反应的因素有注射技术不正确、剂量错误。

【致命性反应的危险因素】

致死的危险因素包括：哮喘急性发作或季节性恶化、高度过敏状态、使用 β 受体阻滞药、换用新的非标准化疫苗、剂量错误或剂量调整不当、注射后观察不充分和家中自行注射。大部分发生在 30 分钟以内，70% 以上发生在剂量递增过程中。大多数患儿致死原因与呼吸系统并发症有关，因此再次强调对患有哮喘的高危患者必须特别谨慎。

应该高度重视免疫治疗的危险因素，采取积极的措施，将风险降至最低。一些指南强调相关人员的培训，正确处理全身不良反应，鼓励研发和使用标准化疫苗。

已经明确的危险因素包括：①剂量不当；②哮喘呈急性发作状态；③高度过敏状态（通过皮试或特异性 IgE 检测）；④注射新批号疫苗；⑤存在一些其他的相关症状。

虽然免疫治疗引起全身不良反应的概率很小，但是随着特异性免疫治疗的广泛应用，以及大剂量疫苗用于高敏感人群等，全身不良反应发生率逐年增加。以下方法可减少不良反应的发生。

（1）剂量维持期发生全身不良反应的概率，小于冲击和加速疗法的剂量递增期。

（2）治疗前应用抗组胺药可减少全身不良反应，但不能因此缩短注射后的观察时间，一些研究者担心会因此掩盖全身不良反应的发生。

（3）AAAAI 建议在注射后留观 20 分钟，这对于常规特异性免疫治疗是足够的。EAACI 建议留观 30 分钟。但是，对于高危人群或在下述情况下，必须观察较长时间：①冲击性免疫治疗；②哮喘不稳定状态，治疗前必须用药物控制哮喘症状；③高度过敏状态；④应用 β 受体阻滞药。

【实施特异性免疫治疗时相关设备必须到位】

必须准备以下的设备和药物，并保证设备的完好和在紧急时可以随手可以拿到。

1. 听诊器、血压计。

2. 止血带、注射器、皮下针头、14 号注射针头。

3. 肾上腺素（1 ： 1000）。

4. 吸氧设备。

5. 静脉开放设备。

6. 口腔插管。

7. 注射用抗组胺药。

8. 静脉用糖皮质激素。

9. 升压药。

医护人员经过培训，正确使用这些药物和设备，就可以对大部分出现全身不良反应的患者进行初步的有效处理。及时发现全身不良反应，并立即使用肾上腺素，是抢救的关键。

在少数情况下，可能需要创伤性操作，包括：①直接喉镜检查；②直流电心脏复律；③气管切开术；④心内药物注射。

具体治疗方法，见表 14-4。

表 14-4　变应原特异性免疫治疗不良反应的处理

不良反应	处理方法
大面积的局部反应（注射 30 分钟后直径 > 12cm）	口服抗组胺药 观察至少 60 分钟
鼻炎	口服抗组胺药 观察至少 60 分钟并重新检测峰流速
轻微荨麻疹	口服抗组胺药 观察至少 60 分钟
哮喘	β_2 受体激动药吸入 β_2 受体激动药静推／皮下注射 吸氧 糖皮质激素（泼尼松龙 50mg 或甲泼尼龙） 考虑住院治疗
全身反应	肾上腺素（1mg/ml）0.3 ～ 0.5mg，深部肌内注射
全身性荨麻疹	建立静脉通路（输注盐水）

续表

不良反应	处理方法
血管性水肿	检测血压和脉搏 抗组胺药——氯马斯汀（1mg/ml）1～2ml 肌内注射 糖皮质激素（泼尼松龙 50mg 或甲泼尼龙 40mg 静脉注射） 考虑住院治疗
过敏性休克	肾上腺素（1mg/ml）0.5～0.8mg 深部肌内注射或（0.1mg/ml 的稀释液）0.3～0.5mg 缓慢分次静脉推注，10～20 分钟后可重复一次 建立静脉通路（输注盐水） 患者仰卧位 吸氧（5～10L／min） 检测血压，脉搏和氧饱和度 抗组胺药——氯马斯汀（1mg/ml）1～2ml 肌内注射 甲泼尼龙 80mg 静脉注射 儿童剂量肾上腺素（1mg/ml）0.01mg/kg 肌内注射或稀释为 0.1mg/ml 浓度后静脉推注 抗组胺药——氯马斯汀（1mg/ml）0.0125～0.025mg/kg 肌内注射 甲泼尼龙 2mg/kg 静脉注射

第八节 儿童免疫治疗存在的 问题及展望

一、我国目前特异性免疫治疗主要存在以下几个问题

1. 儿童的免疫治疗需特别慎重，因为这个年龄段存在一些特殊问题。如 5 岁以下儿童，变应性鼻炎／眼结

膜炎诊断比较困难。如变应性鼻炎与上呼吸道病毒感染反复急性发作有时难以鉴别。大多数学者主张 5 岁以后再进行免疫治疗。针对 3 ～ 4 岁儿童进行的免疫治疗亦有报道。但需要有对照的研究以比较其风险／利益比。如确实适合儿童应用，则医生必须有处理儿童可能出现全身性反应的能力。

2. 需要更多的研究明确免疫治疗如何减轻变应性疾病及预防其进展为哮喘。

3. < 5 岁的儿童，应用快速免疫治疗更易于发生全身性反应，特别是发生支气管反应时，较 5 岁以上儿童更难于控制。

4. 小儿及其父母不了解多次注射引起的不适，一旦发生不良反应易于被疏忽。

5. 小儿所需的最佳维持剂量至今仍不清楚。

6. 至今尚不清楚小儿反复应用含氢氧化铝制剂是否会引起不良反应。

7. 抢救预案不健全，急救设备和药品不在现场。

二、免疫治疗将来的展望

1. *抗 IgE 和免疫治疗*　抗 IgE 抗体（omalizumab）和变应原免疫治疗的结合可能会提供一个前所未有的治疗上的优势。免疫治疗能降低血清中 IgE 水平但极为有限，抗 IgE 治疗可以弥补这一缺陷。进一步的研究显示免疫治疗期间的抗 IgE 措施能有效降低 IgE 介导的过敏反应。且在免疫治疗维持剂量阶段使用 omalizumab 较之单独免疫治疗可减轻 50% 的症状负荷。唯其价格昂贵限制了其应用。

2. *重组变应原*　重组变应原用于诊断和治疗变应

性疾病均有极大的优势，它可保持极高的纯度，而天然变应原即使经过标准化也会因为含有多种非有效成分而影响诊断和疗效。另外，利用基因工程技术可以减少重组变应原 IgE 结合的抗原表位，从而不被 IgE 识别；而同时又保留了相关的 T 细胞抗原决定簇，仍具备刺激 T 细胞的能力。因而在减低不良反应发生的同时又不影响疗效。

3.DNA 疫苗　研究发现，编码某种变应原的质粒 DNA（pD-NA）注入肌肉或皮下，可被包括 APC 在内的体细胞摄取并合成变应原，实验证明，pDNA 疫苗能诱导产生较强的 Th1 反应，可使 APC 产生和分泌 Th1 型细胞因子如 IFN-γ、IL-12、IL-18。给小鼠接种卵清蛋白 pDNA 后再以卵清蛋白激发，发现可抑制嗜酸粒细胞浸润，IgE 抗体滴度降低。因此亦拥有一定的应用前景。

4.IgG 抗体片段　抗原特异 IgG 可抑制过敏反应，此类封闭抗体，特别是 IgG4 亚型，可经 SIT 诱导出来。实验证明，对 Bet v 1 特异的 IgG 可阻止 IgE 和 Bet v 1 的结合并抑制 Bet v 1 诱导的组胺释放，减轻过敏症状。此外应用变应原特异的重组 IgG fabs 片段进行 I 型变态反应治疗，也有一定疗效。重组 IgG Fabs 还可用基因工程改造，切除分子中具免疫原性的部分、降低分子大小或将鼠单抗人源化，使抗体的免疫原性下降；体外诱变抗体成熟或重排其互补决定区（CDRs），则可提高重组 Fabs 对相应抗原的亲和力，增强其阻断能力。

（李全生　魏庆宇）

第15章
儿童常用抗过敏反应药物

第一节　抗组胺药物

组胺受体可分为 H_1、H_2、H_3、H_4 四种亚型，抗组胺药通过竞争性阻断组胺与其受体结合而产生抗组胺作用。根据抗组胺药对组胺受体选择作用的不同可分为 H_1 受体拮抗药和 H_2 受体拮抗药，前者主要作用于皮肤黏膜的变态反应，后者主要用于抑制胃酸分泌，本节的抗组胺药主要指 H_1 受体拮抗药。

目前临床应用的 H_1 受体拮抗药包括第一代、第二代和第三代药物。第一代抗组胺药受体特异性差，中枢抑制作用较强，可致明显的镇静和抗组胺作用，代表药物有氯苯那敏、苯海拉明等。第二代抗组胺药 H_1 受体选择性高，不易透过血脑屏障，无镇静作用，代表药物有氯雷他定、西替利嗪等。第三代抗组胺药通常是第二代的光学异构体或活性代谢物，抗过敏和抗炎效能增强，临床应用更安全，代表药物为左西替利嗪、地氯雷他定、非索非那定。

一、氯雷他定

【适应证】

用于缓解过敏性鼻炎有关症状，如打喷嚏、流涕、鼻痒、鼻塞、眼部瘙痒及烧灼感；缓解慢性荨麻疹、瘙痒性皮肤病及其他过敏性皮肤病的症状及体征。

【用法用量】

口服，一日 1 次。

1. 1～2 岁　颗粒：一次 2.5mg。

2. 2～12 岁　体重 ≤ 30kg，一次 5mg；体重 > 30kg，一次 10mg。

3. 12 岁以上儿童　一次 10mg。

【不良反应】

常见乏力、头痛、嗜睡、口干、胃肠道不适及皮疹等；偶见健忘及面部、肢端水肿；罕见视物模糊、血压降低或升高、晕厥、癫痫发作、过敏反应、肝功能异常、心动过速、黄疸。

【注意事项】

皮试前约 48 小时停止使用该药；肾功能不全、有心律失常病史者慎用。

【禁忌证】

对本品过敏者。

二、西替利嗪

【适应证】

季节性鼻炎、过敏性鼻炎、过敏性结膜炎及过敏引起的瘙痒和荨麻疹的对症治疗。

【用法用量】

1～2 岁：一次 2.5mg，早晚各 1 次；2～6 岁：一次 2.5mg，早晚各 1 次，或一次 5mg，一日 1 次；6 岁以上儿童：一次 5mg，早晚各 1 次，或一次 10mg，一日 1 次。肾功能不全时建议剂量减半。

【不良反应】

轻微和短暂不良反应。如头痛、头晕、嗜睡、激动不安、口干、腹部不适。

【注意事项】

肾功能损害者剂量应减半。

【禁忌证】

对本品成分、羟嗪或任何其他哌嗪衍生物过敏者禁用，严重肾功能损害患者禁用。

三、左西替利嗪

【适应证】

荨麻疹、过敏性鼻炎、湿疹、皮炎、皮肤瘙痒症等。

【用法用量】

口服，2~6岁，一次2.5mg，一日1次；6岁以上，一次5mg，一日1次。

【不良反应】

常见头痛、嗜睡、口干、疲倦、衰弱、腹痛；少见乏力；罕见过敏反应、呼吸困难、恶心、皮疹和体重增加。服药过量症状为嗜睡，无特效解救药。

【注意事项】

中重度肾损害患儿应调整用法用量；6岁以下儿童慎用。

【禁忌证】

对本药或哌嗪类衍生物过敏者；肌酐清除率< 10ml/min需血液透析的晚期肾病患者。

（刘立民）

第二节　糖皮质激素

糖皮质激素具有抗炎、抗休克、免疫抑制、影响物质代谢等作用，临床应用广泛。在治疗儿童过敏性疾病时，主要发挥免疫抑制、抗过敏作用。糖皮质激素给药方式包括全身用药（静脉注射、肌内注射和口服）和局部用药（局部皮肤外用、关节腔注射、眼内注射、皮损内注射等）。在治疗儿童过敏相关皮肤病、呼吸系统疾病时，多采用局部给药的方式。严重的过敏性疾病（如过敏性休克、严重药疹）或某些过敏相关的消化系统疾病（如乳糜泻），可采用全身给药方式。

一、布地奈德

【适应证】

吸入给药用于治疗支气管哮喘；经鼻给药用于治疗季节性或常年性过敏性鼻炎、常年性非过敏性鼻炎。

【用法用量】

1. 气雾剂　2 ~ 7 岁，一日 200 ~ 400μg，分 2 ~ 4 次使用；7 岁以上儿童：一日 200 ~ 800μg，分 2 ~ 4 次使用。

2. 干粉吸入剂　原未使用口服糖皮质激素治疗者，一次 200 ~ 400μg，一日 1 次，或一次 100 ~ 200μg，一日 2 次；原使用口服糖皮质激素治疗者，一次 200 ~ 400μg，一日 1 次。儿童的最高推荐剂量是一次 400μg，一日 2 次。

3. 吸入用混悬液　一般推荐剂量为一次 0.25 ~ 0.5mg，一日 2 次。

【不良反应】

吸入给药常见口腔和咽喉部念珠菌感染、轻度咽喉刺激、咳嗽、声嘶；鼻腔给药常见局部刺激、轻微的血性分泌物、鼻出血。

【注意事项】

每次吸入本药后应漱口，以降低口腔念珠菌感染的风险；治疗季节性鼻炎最好在接触变应原前开始使用本药；肺结核、气道真菌感染、疱疹患者慎用；长期接受吸入治疗的儿童应定期监测身高。

【禁忌证】

对本品过敏者。

二、氟替卡松

【适应证】

经口吸入用于防治支气管哮喘；经鼻给药用于治疗季节性和常年性过敏性鼻炎的症状；皮肤给药用于对多种皮质激素可缓解的炎症性和瘙痒性皮肤病。

【用法用量】

1. 哮喘　经口吸入干粉吸入剂、气雾剂，根据病情严重度确定初始剂量，4～16岁，一次50～100μg，一日2次；16岁以上儿童初始剂量同成人。

2. 季节性、常年性过敏性鼻炎　经鼻使用丙酸氟替卡松鼻喷雾剂：12岁以上儿童：每个鼻孔各2喷（100μg），每日1次，以早晨用药为好。某些患者需每日2次，早晚各1次直至症状改善。当症状控制时，维持剂量为每个鼻孔1喷（50μg），每日1次。每日最大剂量为每个鼻孔不超过4喷（200μg）。

3. 炎症性和瘙痒性皮肤病　局部给药，1岁以上儿童，将本药涂一薄层于患处，一日 1 次（湿疹、皮炎）或一日 2 次（其他皮肤病），直至疾病控制，但连用本药不应超过 4 周。

【不良反应】

吸入给药常见口腔和咽喉部念珠菌感染、轻度咽喉刺激、咳嗽、声嘶；鼻腔给药常见局部刺激、轻微的血性分泌物、鼻出血；皮肤给药常见局部灼烧感、毛细血管扩张，长期大量或大面积应用，可通过充分的全身吸收而出现肾上腺皮质功能亢进。

【注意事项】

每次吸入本药后应漱口，以降低口腔念珠菌感染的风险；长期接受吸入治疗的儿童应定期监测身高；治疗季节性鼻炎最好在接触变应原前开始使用本药；肺结核、气道真菌感染、疱疹患者慎用；局部皮肤应用不良反应小，但应尽量避免长期持续使用本品；用于眼睑时应防止药物入眼，避免局部刺激或诱发青光眼；软膏或乳膏不能用于尿布皮炎，因使用尿布被视作封包，故本品不应用于尿布包裹处。

【禁忌证】

对本品中任一成分过敏者；玫瑰痤疮、寻常痤疮、酒渣鼻、口周皮炎、原发性皮肤病毒感染、肛周及外阴瘙痒、真菌或细菌引发的原发皮肤感染、1 岁以下婴儿的皮肤病（包括皮炎和尿布疹）禁用氟替卡松乳膏或软膏制剂。

三、甲泼尼龙

【适应证】

儿童哮喘重症发作的治疗。

【用法用量】

静脉滴注,每次 1 ～ 2mg/kg,根据病情可间隔 4 ～ 8 小时重复使用。

【不良反应】

较多,严重度与用药时间、剂量具有明显相关性,主要包括高血压、高血糖、高脂血症、充血性心力衰竭、血栓、体重增加、向心性肥胖、骨质疏松、自发性骨折甚或骨坏死(如股骨头无菌性坏死)、诱发或加重感染、消化性溃疡或出血、女性月经紊乱、男性阳痿、焦虑、兴奋、欣快、诱发精神失常、癫痫发作、肌萎缩、伤口愈合迟缓等。

【注意事项】

激素可能影响儿童的生长发育,因此儿童使用时需更加注意,应尽量使用最低有效量和最短疗程。

【禁忌证】

活动性消化性溃疡、新近胃肠吻合术、骨折、曾患或现患严重精神病或癫痫、创伤修复期、肾上腺皮质功能亢进症、严重高血压、糖尿病、不能控制的感染(如麻疹、水痘、真菌感染)等。

四、氢化可的松

【适应证】

本品注射剂用于儿童哮喘重症发作;外用制剂用于过敏性皮炎、脂溢性皮炎、过敏性湿疹、苔藓样瘙痒症等。

【用法用量】

静脉滴注,每次 5 ～ 10mg/kg,根据病情可间隔 4 ～ 8 小时重复使用;外用乳膏,于患处皮肤涂抹一薄层,轻柔按摩,一日 2 次。

【不良反应】

较多，严重度与用药时间、剂量具有明显相关性，主要包括高血压、高血糖、高脂血症、充血性心力衰竭、血栓、体重增加、向心性肥胖、骨质疏松、自发性骨折甚或骨坏死（如股骨头无菌性坏死）、诱发或加重感染、消化性溃疡或出血、女性月经紊乱、男性阳痿、焦虑、兴奋、欣快、诱发精神失常、癫痫发作、肌萎缩、伤口愈合迟缓等。

【注意事项】

激素可能影响儿童的生长发育，因此儿童使用时需更加注意，应尽量使用最低有效量和最短疗程。

【禁忌证】

活动性消化性溃疡、新近胃肠吻合术、骨折、曾患或现患严重精神病和癫痫、创伤修复期、肾上腺皮质功能亢进症、严重高血压、糖尿病、不能控制的感染（如麻疹、水痘、真菌感染）等。

（刘立民）

第三节　白三烯受体拮抗药

白三烯（leukotriene，LT）是一种重要的炎症介质，在变态反应中发挥着重要作用。白三烯受体拮抗药（leukotriene receptor antagonists，LTRA）可选择性地与白三烯受体结合，抑制气道平滑肌中的白三烯活性，预防和抑制白三烯导致的血管通透性增加、气道嗜酸性粒细胞浸润和支气管痉挛。代表药物有孟鲁司特，主要用于呼吸系统过敏性疾病。

孟鲁司特

【适应证】

用于哮喘的预防和长期治疗，也用于减轻季节性过敏性鼻炎引起的症状。

【用法用量】

睡前口服，一日 1 次。1～5 岁，一次 4mg；6～14 岁，一次 5mg；15 岁以上，一次 10mg。

【不良反应】

较轻微，通常不须中止治疗。临床试验中，本药治疗组有 ≥ 1% 的患者出现与用药有关的腹痛和头痛。

【注意事项】

哮喘患者应于睡前服用，过敏性鼻炎患者可根据自身情况于需要时服用；片剂或咀嚼片可与或不与食物同服。

【禁忌证】

对本品过敏者。

（刘立民）

第四节　肥大细胞膜稳定药

肥大细胞膜稳定剂通过稳定肥大细胞膜，抑制肥大细胞裂解、脱颗粒，阻止过敏介质释放，从而发挥抗过敏作用。该类药物通常没有明显的毒副作用，如病情需要可较长时间使用，代表药物有色甘酸钠、酮替芬。

一、色甘酸钠

【适应证】

预防支气管哮喘；防治过敏性鼻炎；预防过敏性结

膜炎。

【用法用量】

1. 干粉吸入　5 岁以上儿童一次 20mg，一日 4 次；症状减轻后，一日 40 ～ 60mg；维持量，一日 20mg。

2. 气雾吸入　6 岁以上儿童，一次 3.5 ～ 7mg，一日 2 次。

3. 滴鼻液　一次 2 ～ 3 滴，一日 3 ～ 4 次。

4. 滴眼液　每次 1 ～ 2 滴，一日 4 次，重症可适当增加到一日 6 次。在好发季节提前 2 ～ 3 周使用。

【不良反应】

鼻刺痛、打喷嚏、头痛、嗅觉改变、恶心、胸闷，罕见鼻出血、皮疹。

【注意事项】

本品并无直接舒张支气管作用，属于预防用药，起效较慢，因此需要在哮喘易发季节前 1 ～ 3 周开始用药；肝肾功能不全者慎用。

【禁忌证】

对本品过敏者。

二、酮替芬

【适应证】

用于过敏性支气管哮喘、过敏性鼻炎、过敏性结膜炎。

【用法用量】

口服，3 岁以上，一次 0.5 ～ 1mg，一日 1 ～ 2 次。

【不良反应】

常见嗜睡、倦怠、口干、恶心等胃肠道反应；偶见头痛、头晕、反应迟钝、体重增加。

【注意事项】

过敏体质慎用。

【禁忌证】

对本品过敏者。

（刘立民）

第五节　β_2 受体激动药

β_2 受体激动药可产生支气管扩张作用，按其作用时间分为短效和长效，两种制剂又有吸入和口服不同种类，吸入剂型常与糖皮质激素组成复合制剂。需根据病情和发作程度、年龄合理选择。

一、沙丁胺醇

【适应证】

缓解和治疗支气管哮喘或哮喘性支气管炎等伴有支气管痉挛的呼吸道疾病，也用于其他肺疾病伴发的支气管痉挛。

【用法用量】

吸入给药。

1. 气雾剂　一次 100～200μg，根据需要可每 1～4 小时给药一次，每日不超过 4 次。

2. 溶液　1.5～12 岁儿童，常用剂量为 0.5ml（2.5mg），以生理盐水稀释到 2.0～2.5ml，由喷雾器吸入。

【不良反应】

肌肉震颤（通常表现为手颤）、头晕、头痛、不安、失眠、心动过速、低钾血症、口咽刺激感；罕见下列不良反应有肌肉痉挛、过敏反应。

【注意事项】

伴有心血管疾病、甲状腺功能亢进、糖尿病及惊厥患者慎用；本品仅有支气管扩张作用，作用持续时间约 4 小时，不能过量使用，症状不缓解者要及时就医；少数患者同时使用沙丁胺醇和异丙托溴铵时可能发生闭角型青光眼，故合用时避免药液入眼。

【禁忌证】

对本品成分及其他肾上腺素受体激动药过敏者禁用。

二、沙美特罗替卡松粉吸入剂

【适应证】

支气管哮喘，包括夜间哮喘和运动引起的支气管痉挛的防治；可逆性阻塞性气道疾病。

【用法用量】

12 岁及 12 岁以上的青少年：每次 1 吸（50μg 沙美特罗和 500μg 丙酸氟替卡松），每日 2 次。

【不良反应】

心动过速、心悸、头痛、震颤、肌肉痉挛、关节痛、口腔念珠菌感染、声音嘶哑。

【注意事项】

12 岁以下慎用；沙美特罗起效较慢，因此不适用于缓解哮喘急性发作，缓解哮喘急性发作需要使用快速短效的支气管扩张药，如沙丁胺醇；不宜与非选择性 β 肾上腺素受体阻断药、单胺氧化酶抑制药、三环类抗抑郁药合用。

【禁忌证】

对本品过敏者。

三、布地奈德福莫特罗粉吸入剂

【适应证】

用于需联用吸入皮质激素和长效 β_2 受体激动药哮喘患者的常规治疗；用于慢性阻塞性肺疾病。

【用法用量】

吸入。

1. 6 岁及以 6 岁上儿童　规格为 80μg/4.5μg/ 吸，一次 2 吸，一日 2 次。

2. 12 ～ 17 岁　规格为 80μg/4.5μg/ 吸、160μg/4.5μg/吸，一次 1 ～ 2 吸，一日 2 次；规格为 320μg/9μg/ 吸：一次 1 吸，一日 2 次。当一日 2 次剂量可有效控制症状时，应逐渐减少剂量至最低有效剂量，甚至一日 1 次。

【不良反应】

头痛、震颤、口腔念珠菌感染、轻度喉部刺激、咳嗽、声音嘶哑、心悸。

【注意事项】

每次用药后漱口，以减少发生口咽部念珠菌感染的风险；不建议 6 岁以下儿童使用本药；长期使用皮质激素的儿童和青少年，建议定期检测身高，如生长变缓，应重新评估治疗。

【禁忌证】

对布地奈德、福莫特罗过敏者。

四、丙卡特罗

【适应证】

支气管哮喘、哮喘性支气管炎、伴有支气管反应性增高的急性支气管炎、慢性阻塞性肺疾病。

【用法用量】

口服，可依据年龄、体重适量增减。

1. 6 岁以下儿童　一次 1.25µg/kg，一日 2 次，早晨及睡前服用，或一次 1.25µg/kg，一日 3 次，早晨、中午及睡前服用。

2. 6 岁以上儿童　一次 25µg，一日 1 次，睡前服用，或一次 25µg，一日 2 次，早晨及睡前服用。

【不良反应】

偶见口干、鼻塞、倦怠、恶心、胃部不适、肌颤、头痛、眩晕或耳鸣、皮疹、心律失常、心悸、面部潮红。

【注意事项】

有可能引起心律失常，服用时应予注意；以下患者慎服：甲状腺功能亢进、高血压、心脏病、糖尿病；本品有抑制过敏引起的皮肤反应作用，故进行皮肤试验时，应提前 12 小时中止给药。

【禁忌证】

对本药或其他肾上腺素受体激动药过敏者。

五、妥洛特罗

【适应证】

缓解支气管哮喘、急性支气管炎、慢性支气管炎、肺气肿等气道阻塞性疾病所致的呼吸困难等症状。

【用法用量】

1. 贴剂　一日 1 次，0.5～3 岁，一次 0.5mg，3～9 岁，一次 1mg，9 岁以上，一次 2mg，粘贴于胸部、背部及上臂部均可。

2. 片剂　吞服或含服，一次 0.02mg/kg，一日 2 次或遵医嘱。

【不良反应】

心悸、心动过速、手颤、头晕、恶心、胃部不适。

【注意事项】

使用贴剂时，先洗净皮肤后用药，为避免皮肤刺激，多次用药时请变换贴药部位；冠心病、心功能不全、高血压、甲状腺功能亢进，糖尿病者慎用。

【禁忌证】

对本品过敏者。

（刘立民）

第六节　胆碱能受体拮抗药

胆碱能受体拮抗药通过阻断胆碱能 M 受体，松弛气道平滑肌，舒张支气管，抑制气道腺体的黏液分泌。常见药物包括短效胆碱能受体拮抗药（short-acting muscarinic antagonist，SAMA）和长效胆碱能受体拮抗药（long-acting muscarinic antagonist，LAMA）。临床上一般不单一使用 SAMA，多与 SABA 联合雾化吸入，常用于中重度急性喘息发作时的治疗。异丙托溴铵是常用的短效抗胆碱能药物，经吸入途径给药。该药为非选择性 M 受体阻滞药，起效时间较 SABA 慢。

异丙托溴铵

【适应证】

与吸入性 β_2 受体激动药联用于治疗慢性阻塞性肺疾病（如慢性支气管炎、哮喘）引起的急性支气管痉挛。

【用法用量】

吸入给药。

1. 气雾剂　6 岁以上儿童，每次 1～2 揿（20～40μg），每日数次。

2. 溶液　12 岁以上儿童，每次 250～500μg；6～12 岁儿童，每次 250μg；6 岁以下儿童，用药经验较少，以下推荐剂量应在医疗监护下给予，每次 250μg。病情稳定前可重复给药。给药间隔可由医师决定。

【不良反应】

头痛、咽喉刺激、咳嗽、口干、胃肠动力障碍（包括便秘、腹泻和呕吐）、恶心和头晕。

【注意事项】

使用本品后可能会出现速发型超敏反应；窄角型青光眼倾向的患者慎用；雾化液入眼时，可能出现眼部并发症（如瞳孔散大、眼压增高、窄角型青光眼、眼痛），应注意避免药液入眼；囊性纤维化患者更易于出现胃肠动力障碍；尿道阻塞患者尿潴留危险增高。

【禁忌证】

对阿托品及其衍生物过敏者或对本品成分过敏者。

（刘立民）

第七节　其　　他

一、硫酸镁

镁离子通过阻断呼吸道平滑肌细胞的钙离子通道、抑制乙酰胆碱的释放、刺激一氧化氮和前列环素的合成，产生血管平滑肌舒张作用，缓解支气管痉挛。

【适应证】

哮喘重度急性发作时对初始治疗无反应的附加治疗。

【用法用量】

常用剂量 25 ～ 40mg/（kg•d），分 1 ～ 2 次，最大量 2g/d。加入 10% 葡萄糖溶液缓慢静脉滴注（20 ～ 60 分钟），酌情使用 1 ～ 3 天。

【不良反应】

一过性面色潮红、恶心等，通常在药物输注时发生。如过量可静注 10% 葡萄糖酸钙拮抗。

【注意事项】

缓慢滴注。

【禁忌证】

心肌损害、心脏传导阻滞者禁用。

二、氨茶碱

茶碱类药物具有舒张支气管、抗炎和免疫调节的作用。因治疗窗窄，毒性反应相对较大，一般不作为首选用药，仅用于对支气管舒张药物和糖皮质激素治疗无反应的重度哮喘患儿。临床使用较多的为氨茶碱或多索茶碱。

【适应证】

儿童哮喘重度急性发作。

【用法用量】

负荷量 4 ～ 6mg/kg（≤ 250mg），缓慢静脉滴注 20 ～ 30 分钟，继之根据年龄持续滴注维持剂量 0.7 ～ 1mg/（kg•h），如已用口服氨茶碱者，直接使用维持剂量持续静脉滴注。亦可采用间歇给药方法，每 6 ～ 8 小时缓慢静脉滴注 4 ～ 6mg/kg。

【不良反应】

茶碱的毒性常出现在血清浓度为 15 ～ 20μg/ml，

特别是在治疗开始，早期多见的有恶心、呕吐、易激动、失眠等，当血清浓度超过 20μg/ml，可出现心动过速、心律失常，血清中茶碱超过 40μg/ml，可出现发热、失水、惊厥等症状，严重的甚至引起呼吸、心跳停止致死。

【注意事项】

最好在心电监护条件下用药，同时需要进行血药浓度监测。

【禁忌证】

对本品过敏的患者，活动性消化溃疡和未经控制的惊厥性疾病患者禁用。

三、肾上腺素

【适应证】

缓解药物等引起的过敏性休克；支气管痉挛所致的严重呼吸困难；治疗荨麻疹、枯草热、血清反应。

【用法用量】

皮下注射，30kg 以下者：一次 0.01mg/kg，单次最高剂量为 0.3mg；30kg 以上者，一次 0.3 ~ 0.5mg，单次最高剂量为 0.5mg，必要时可每 5 ~ 10 分钟重复注射一次。

【不良反应】

心悸、头痛、血压升高、震颤、无力、眩晕、呕吐、四肢发凉；用药局部可有水肿、充血、炎症。

【注意事项】

最适宜的注射部位为大腿前外侧，避免注射于小肌肉，因可能存在吸收差异；不得注射于臀部（对过敏反应可能无法提供有效的治疗，且可能引起气性坏疽）；不得注射于指（趾）、手或脚（可能引起组织坏死）；不得于同一部位反复注射，因可能引起组织坏死；用量过大或皮下注射时误入血管后，可引起血压突然上升而导致脑出血。

【禁忌证】

下列情况慎用：器质性脑病、心血管病、青光眼、帕金森病、噻嗪类引起的循环虚脱及低血压、精神神经疾病。

四、他克莫司软膏

【适应证】

非免疫受损的因潜在危险而不宜使用传统疗法、或对传统疗法反应不充分、或无法耐受传统疗法的中到重度特应性皮炎患者的治疗，可作为短期或间歇性长期治疗。

【用法用量】

患处皮肤涂上一薄层 0.03% 浓度的本品，轻轻擦匀，并完全覆盖，一日 2 次。

【不良反应】

皮肤烧灼感、瘙痒、流感样症状。

【注意事项】

仅 0.03% 的他克莫司软膏适用于儿童；本品应采用能控制症状和体征的最小量，当特应性皮炎症状和体征消失时应停止使用；不应采用封包敷料外用。

【禁忌证】

对本品成分过敏者禁用。

五、吡美莫司乳膏

【适应证】

无免疫受损的 2 岁及 2 岁以上轻度至中度异位性皮

炎（湿疹）患者。

【用法用量】

2 岁以上儿童：于皮肤病灶局部涂一薄层，轻柔充分涂擦，一日 2 次，直至症状和体征消失。

【不良反应】

用药局部反应（烧灼刺激感、瘙痒和红斑），皮肤感染（毛囊炎）。

【注意事项】

2 岁以下儿童不建议使用吡美莫司乳膏。

【禁忌证】

对本品中成分过敏者。

（刘立民）

第 16 章
儿童过敏的预防

近年来随着社会经济的发展、饮食结构的改变及环境因素、遗传因素等的影响，在全球范围内儿童过敏性疾病的发病率越来越高，严重影响儿童的生活质量，危害其健康。其涉及发病机制复杂，症状表现多样，故对于此类疾病来讲，预防的意义远大于治疗。如何避免过敏性疾病的发生是每个家庭、社会以及医务工作者需要关注的问题。

儿童时期主要的过敏性疾病包括支气管哮喘、过敏性鼻炎、过敏性结膜炎、特应性皮炎及食物过敏。

1991 年 Bergman 等提出了过敏进程的概念，是指过敏性疾病发生具有典型的年龄特征，随着年龄的增长，过敏性疾病患者的表现会出现阶段性的变化，各系统持续的出现不同过敏症状现象。如婴儿最早出现的过敏问题是皮肤过敏和食物过敏，继而出现反复喘息和哮喘，哮喘至学龄前期和学龄期达到发病高峰；青春期会出现过敏性鼻炎问题，可能持续数年。食物过敏往往是过敏性疾病的第一进程，且一般情况下食物过敏、哮喘、过敏性鼻炎三者之间呈递进关系，故有效预防食物过敏的发生对于预防过敏性鼻炎和过敏性哮喘有一定作用。

过敏性疾病预防的总体目标：减少过敏性疾病的发病率，降低过敏进程中新的过敏性疾病发生的风险，降低疾病的严重度，增加缓解的可能性，改善生活质量。

过敏性疾病的预防包括一级预防、二级预防和三级预防。一级预防是针对健康儿童而言，预防过敏性疾病的发病；二级预防是针对已经发生过敏的儿童，采取有效措施预防过敏症状加重，对过敏性疾病做到早诊断、早治疗；三级预防是针对慢性病患者采取有效的治疗方案，防止过敏性疾病严重并发症的发生和发展，降低过敏性疾病对儿童生活及学习产生的不良影响。在儿童过敏性疾病的防治工作中，三级预防是一个整体。

过敏性疾病虽然目前没有根治的方法，只能缓解症状，但是早期干预可降低儿童过敏性疾病的发病率，随着我们对其病因、发病机制、病理过程的认识和治疗的逐渐深入，相信我们必将会战胜过敏性疾病。

第一节　过敏性疾病的影响因素及早期干预

过敏性疾病是具有遗传特异性的慢性、免疫介导性的疾病，其发生是遗传因素、饮食、喂养及环境因素相互作用的结果。下面就其发病的影响因素做如下介绍。

一、遗传因素的影响

婴儿患过敏性疾病与双亲有无过敏史有很大的关系，据资料显示，父母双方无过敏性疾病的婴儿患有过敏性疾病的风险仅为 5%～15%，父母一方有过敏史患儿患有过敏性疾病的可能为 20%～40%，而父母双方均有过敏史的患儿患有过敏性疾病的风险为 50%～70%。因此，对于父母双方或父母一方有过敏史的婴儿应列为过敏高风险对象。

二、出生的方式

婴儿出生的方式不同，可影响婴儿过敏性疾病的发生率。据调查婴儿出生后 1 个月时，经剖宫产出生的婴儿肠道细菌的数量与阴道分娩儿相似，但梭状芽孢杆菌、克雷伯菌属、肠杆菌、类杆菌属、大肠埃希菌数量较高，这将增加 6 月龄剖宫产儿患遗传性过敏症、哮喘和过敏的风险。

相关研究表明，剖宫产婴儿患有过敏性疾病的发病率高于自然分娩的婴儿，剖宫产婴儿患有湿疹、哮喘等过敏性疾病发病率高于自然分娩的婴儿，而且这些症状可持续至成年。

三、饮食因素

1. 母乳喂养 　母乳喂养应是婴儿在生命最初 6 个月内营养的首选。Matson 等研究证明，来自过敏母亲的母乳有防止婴儿发展成过敏性气道疾病的作用，进而降低哮喘发生的可能性。最近大量的流行病学研究证实母乳喂养对减少儿童哮喘、变应性鼻炎和特应性湿疹的风险存在有益的影响。宋靖荣等的研究结果表明，纯母乳喂养超过 3 个月可降低婴幼儿过敏性疾病发生率。邵杰等的研究显示，婴儿完全母乳喂养 4～6 个月，母亲限制高风险过敏食物，可以减轻婴儿湿疹类过敏性疾病。可能的机制包括：母乳的蛋白可被婴儿的免疫系统识别为同种蛋白，致敏性低，母乳喂养促进婴儿建立以双歧杆菌，乳酸杆菌为优势的肠道微生态环境，有利于产生耐受。同时母乳中含有多种免疫调节因子及活性成分，可促进肠道免疫系统的形成，从而降低过敏性疾病的发生。大量研究表明，有过敏性疾病史的母亲在哺乳期间摄入大量高蛋白食物如牛奶、鸡蛋、豆类等大分子蛋白质可刺激母体产生相应的特异性抗体，通过乳汁传递给婴儿，直接导致其过敏，故适当减少摄入可减轻危害。

2. **早期低敏配方粉喂养**　低敏配方是牛奶酪蛋白或乳清蛋白经酶解、加热、超滤等工艺处理后的低抗原配方，根据抗原性不同分为部分水解配方（pHF）和深度水解配方（eHF）。研究表明，对于母乳不足或由于其他原因需行混合喂养及人工喂养的高过敏风险婴儿，使用低敏的配方粉喂养后可预防或延迟过敏性疾病的发生，减轻过敏症状，故推荐早期低敏配方粉喂养并将其作为预防婴儿过敏性疾病的主要措施。低敏配方中的酪蛋白或白蛋白经过酶解等加工过程，降低了牛奶蛋白的抗原性，诱导婴儿产生免疫耐受。其次，由于其分子量小，经过血液不易致敏，故可给婴儿提供一个良好的营养状态，促进其生长发育。由于过敏性疾病难以预测，所以将一般人群都纳入过敏预防的对象都是合理的，但是要考虑经济学因素和长期效果。

美国儿科学会对过敏性疾病早期营养干预的建议：对于过敏高风险婴儿，建议母乳喂养至少 4 个月，孕期和哺乳期母亲饮食限制对过敏的预防作用证据不足，低敏水解配方可以预防或延迟过敏性疾病的发生。

3. **辅食添加**　婴儿的肠道功能尚未完善，肠道黏膜的通透性大，肠道菌群尚未完全建立，故过早的添加固体食物是发生食物过敏的原因，但相关研究表明，延迟添加辅食并不能降低过敏性疾病的发病率。反而合理的添加辅食可增强婴幼儿的免疫力，促进其生长发育。

4～6月龄是生命早期建立口服耐受的关键时期，口服耐受是变应原驱动的免疫过程，故此时常规食物抗原的暴露对过敏具有保护作用。

4. **益生菌与益生元的添加** 婴儿肠道正常菌群的建立促进免疫系统 Th1 / Th2 平衡模式向 Th1 偏移，降低消化道黏膜通透性，同时肠道菌群在诱导食物抗原的口服耐受中也发挥重要作用。食物过敏和特应性湿疹的婴儿肠道菌群的数量和种类都和非过敏婴儿存在差异。研究表明，乳杆菌属或双歧杆菌可能有效降低 1～3 岁婴幼儿患过敏性疾病的风险，促进肠道正常菌群的建立。2015 年国际过敏组织（WAO）在益生菌对过敏性疾病预防指南中推荐在以下情况使用可以获益。

（1）对于发生过敏性疾病高风险的婴儿，母亲在妊娠后期使用。

（2）对于发生过敏性疾病高风险的婴儿，母亲在哺乳期使用。

（3）对于发生过敏性疾病高风险的婴儿，出生以后婴儿使用；推荐使用 LGG，乳双歧杆菌和其他双歧杆菌或混合菌株。

益生元的常见成分是纤维低聚糖，它含有各种分子，是益生菌的滋养品或补充剂，可以刺激体内原生益生菌的活动和生长；最常用的益生元是大豆低聚糖、低聚果糖、低聚半乳糖和菊糖。合生元是益生菌和益生元的简单混合，协同促进有益细菌的生长。对过敏高风险婴儿在出生早期至 6 个月给予益生菌和益生元，可减轻婴儿湿疹的严重程度。

5. **营养物质的添加** 抗氧化剂维生素 C、维生素 E 及 β 胡萝卜素有助于对抗空气污染，降低气道高反应性，对于哮喘的患儿的肺功能有保护作用。众多研究表明，妊娠后期脂质、抗氧化剂和维生素 A、维生素 D 等的补充对于小儿特异性免疫发育有特殊价值，尤其维生素 D 在过敏性疾病防治中的作用日益引起关注。在哮喘和过敏性疾病的儿童中，维生素 D 缺乏与哮喘、过敏性鼻炎和喘息有密切相关。有研究表明，维生素 D 缺乏是儿童哮喘的强烈预测因子。

在孕妇食物中添加富含 Omega3 的食物对产前预防过敏性疾病非常有效，同时当新生儿摄入含有 Omega3 丰富的母乳时不太可能出现过敏症状。尤其在过敏性疾病高风险的婴儿中表现最为突出。有报道，婴儿期补充鱼油的摄入量与食物过敏、过敏性鼻炎和哮喘的发病率呈负相关。

四、环境因素

1. 吸入性变应原　包括植物花粉、霉菌孢子和菌丝、螨类的碎片或排泄物、生活用品中的纤维、粉尘、动物皮屑、昆虫毒液、汽车尾气、工业排放废气、家庭燃气废气排放等。其中，屋尘螨与哮喘和过敏性鼻炎的关系最为密切；过度的室内装修适合尘螨和霉菌生长，室内绿化、家养宠物、家具和室内装饰化学有机物释放、家庭燃气废气释放等是呼吸道过敏症状加重的危险因素。这些因素可增加过敏性鼻炎和支气管哮喘的患者气道高反应性，是呼吸道过敏症状加重的主要原因。

2. 被动吸烟　越来越多的证据表明，被动吸烟是直接影响胎儿肺的发育，同时增加婴幼儿过敏性疾病的危险因素，可能机制是烟草燃烧时产生的有害物质可导致婴幼儿发生气道炎症，增加气道高反应性，从而诱发过敏反应。如果母亲吸烟，婴儿在出生第一年发生喘息性疾病的可能性比母亲不吸烟者高4倍以上。所以，父母双方均应戒烟，公共场所禁烟也越来越受到人们的关注和支持。

3. **感染因素** 婴幼儿时期病毒感染，尤其是呼吸道合胞病毒和鼻病毒感染，与喘息发作及哮喘关系密切，同时人类偏肺病毒、博卡病毒、多瘤病毒等均可诱导儿童出现喘息症状，以及哮喘的急性发作。

4. **现代人的生活方式** 家庭人口小型化，交叉感染机会减少，清洁度改善，减少了婴幼儿时期微生物暴露，减少了对免疫系统的发育刺激。

综上所述，我们探讨过敏性疾病的发病因素目的在于针对这些因素进行有效的早期干预，如避免变应原、提倡母乳喂养、改变饮食模式，恢复肠道微生态的平衡、注重营养素吸收等，通过这些做法可降低过敏性疾病的发病率，促进免疫耐受，改善过敏性疾病的儿童生活质量，减轻家长的心理负担和经济负担。

（张　俐）

第二节　儿童常见过敏性疾病的预防措施

过敏性疾病是一种多发病、常见病，对于过敏性疾病儿童的预防及健康宣教应贯穿于过敏性疾病儿童诊断、治疗的全部过程，我们要帮助过敏性疾病的儿童及家长了解过敏性疾病基本知识，学会自我保护，树立战胜疾病的信心，那么下面我们就针对儿童常见过敏性疾病的具体预防措施介绍如下。

一、食物过敏的预防

1. 首先提倡母乳喂养，尤其是出生最初 6 个月；高危儿童母亲妊娠晚期回避易引起过敏的食物。

2. 母乳不足等原因需混合喂养或人工喂养的高过敏风险婴儿，建议使用低敏的配方奶粉喂养可预防或延迟过敏性疾病的发生。

3. 合理添加辅食，建议 4 ～ 6 个月添加固体食物，可帮助婴儿建立食物耐受；辅食的品种及添加顺序：通常为米粉，其次是蔬菜和水果，然后是鱼、肉、蛋类。蛋清、花生及海产品等可推迟至 1 岁以后喂养。建议每次添加新的辅食时，最好选在上午以便于观察，每种食物至少观察 3 ～ 5 天，如能耐受再添加下一种食物。

4. 回避一切已知和可疑过敏食物，指导家长学会看食物成分表，避免食物交叉过敏。提醒家长食物过敏的途径不单纯是经消化道，也可通过吸入和皮肤接触。指导家长学会记录饮食日记。认识食物过敏预警症状、常见临床表现及诱发因素。

5. 已经患有严重过敏性疾病和（或）有食物过敏家族史的高危患儿，建议进行变应原筛查，以指导患儿辅食添加，必要时到过敏专科完善食物激发试验。

6. 注重过敏患儿家长的心理疏导，用积极的心态看待患儿的过敏症并配合医师治疗。

二、特应性皮炎（湿疹）的预防

原则主要是减少诱发因素，减轻及缓解症状，避免复发。

1. 减少外来刺激：注意气候变化，要避免冷风或强烈日光的刺激，保持居家环境的清洁、干燥和通风，室内温度适宜，不宜过热。尽量减少粉尘的吸入，避免接触有毛的宠物及种植花粉的植物。被褥勤洗勤晒、勤换衣服，衣着要选择全棉的，保证轻、软、宽松和清洁的织品；丝毛织品和有颜色的衣服不要直接接触皮肤。

2. 保护皮肤：湿疹患儿可以每天洗澡，但要注意，每次时间不要过长，水温不要过热，少用浴液及香皂以免加重皮肤干燥；洗澡后用柔软的毛巾轻轻沾干皮肤上的水分，切记不要反复擦损伤宝宝的皮肤，及时涂抹保湿润肤剂及湿疹药膏（患处）。保持双手的清洁，勤剪指甲，为了防止婴儿用手搔抓皮肤，可以给小儿戴上布手套。

3. 合理喂养：虽然并非所有湿疹都与食物有关，但食物过敏是许多儿童湿疹病情复发和加重的主要原因之一。所以存在食物过敏的患儿要回避一切过敏食物。与小儿湿疹相关的过敏食物主要有牛奶、鸡蛋，其次是小麦和大豆等。小婴儿提倡母乳喂养，母亲暂停可能引起过敏的食物；不能母乳喂养的婴儿，可使用低敏的配方奶粉喂养。持续性湿疹患者可尽早进行食物过敏检测，尽早诊断食物过敏，可以更好地对食物过敏进行干预，并及时减少暴露于变应原中的概率。

4. 合理用药：遵从专科医师的用药医嘱，足量、足疗程合理用药也是预防复发的关键。可补充益生菌制剂。有报道，益生菌可改善由 IgE 致敏引起的婴儿湿疹 / 皮炎综合征的症状，但对非 IgE 致敏的婴儿无效；IgE 致敏的儿童，服用 LGG 可以有效降低任何与 IgE 相关的湿疹患病率。

5. 保持良好的心态，适当的运动，增强体质。

三、哮喘的预防

1.尽量避免哮喘发作

（1）呼吸道感染，如病毒感染、支原体感染，尤其小年龄者。

（2）吸入变应原：避免接触尘螨、花粉、动物毛及皮屑、化学溶剂、香料，避免空气污染及被动吸烟。尤其对树花粉过敏者春季多发，对草花粉过敏者夏秋季多发，对真菌过敏者夏季潮湿季节多发。

（3）食物变应原：注意易过敏食物如牛奶、鸡蛋、鱼虾蟹、坚果等。

（4）其他：注意温度变化，冷空气；关注患儿心理健康，保持良好心态与心情，避免剧烈的运动。

2.加强患儿管理

（1）给予患儿及家长普及哮喘相关医学知识，增加治疗依从性。

（2）合理用药预防发作，掌握各种药物的特点以及药物吸入装置的使用方法。

3.营养物质补充　抗氧化剂维生素 C、维生素 E，β 胡萝卜素，维生素 A、维生素 D 以及 Omega3 等营养物质的补充与哮喘发作呈负相关。

四、过敏性鼻炎的预防

1.了解过敏性鼻炎的基础知识，如过敏性鼻炎的主要表现，进行过敏检测，在日常生活中要避免接触已知或可疑的变应原，特别是对花粉过敏的患者，在户外活动时要佩戴口罩，减少变应原接触。

2.家中保持干燥、整洁，经常晾晒衣被，减少尘螨及霉菌感染。提醒患儿最好不要与宠物接触。

3. 积极锻炼身体，增强体质，减少感冒的发生。

4. 合理饮食，避免过食生冷及高蛋白食品。

5. 心理疏导，正确认识疾病，建立良好的生活方式。

6. 指导家长规律用药，保证患儿用药剂量、用药方法的安全，切勿随意增减或停药。

五、过敏性结膜炎的预防

过敏性结膜炎的预防应当注意日常防护，去除变应原因，避免接触变应原或远离过敏环境，及时使用抗过敏药物。具体预防措施如下。

1. 要改善生活环境，特别是空气质量或居室内温度，使变应原的影响程度减到最轻。

2. 要注意营养和锻炼，生活作息规律，增强体质。

3. 在花粉季节尽量避免外出，室内可使用空气滤清器。若在户外则应使用护目镜以减少变应原刺激。勤洗手、洗脸、洗头发，特别是在睡觉之前清洁特别重要。

4. 可采用眼睛局部冷敷或冰敷方式，以减轻不适症状。禁止热敷，因为热敷使局部温度升高，血管扩张，促进血液循环，致使分泌物增多，症状加重。也可用人工泪液局部点眼或冲洗方式来大幅降低变应原及致炎因子浓度。

（张　俐）

第三节　儿童过敏性疾病宣教的内容

过敏性疾病其病因多与基因和环境相关，但目前尚无可治愈的方法，故对于过敏性疾病的预防宣教就显得更为重要。希望通过宣传教育能达到以下目的：

帮助患儿及家长树立信心，相信只要坚持正规治疗，过敏性疾病是能够控制的。了解急性发作的处理方法及就医指征。了解疾病的诱因，尽可能避免接触变应原，学会自我保护。

一、针对健康儿童过敏性疾病科普知识的宣教

主要通过发放过敏性疾病科普读物，播放过敏性疾病宣传录像，创办过敏性疾病宣传栏等方式，向他们宣传当前过敏性疾病发病率逐年升高的流行病学特点，了解什么是过敏性疾病，过敏性疾病的危害性、严重性及可防性。了解坚持母乳喂养、合理饮食的优势。如何避免接触可能引起过敏的因素，识别过敏的早期预警症状及临床表现。

突出宣传儿童过敏性疾病发病的高危因素，如家族遗传性、环境因素等。强调指出儿童过敏性疾病要早发现、早治疗，以及应采取的预防措施，并需进行必要的检测和随访观察。

二、过敏性疾病患儿及其家长的宣教

过敏性疾病患儿及其家长应懂得过敏性疾病的基本知识，认识到做好自我监测，规范治疗，尤其是做好患儿生活方式、生活习惯及饮食等方面的指导，及时疏导家长及患儿焦躁的情绪。配合医务人员的工作，才能收到较好的治疗效果。具体方式如下。

1. 建立个人过敏档案及复诊制度　便于掌握患儿病情，包括患儿的一般情况、用药情况；了解患儿对过敏基本知识的掌握程度，诊疗过程中鼓励患儿记录过敏日记，教会患儿或家长在家中使用过敏性疾病的检测及治

疗设备如峰流量仪、雾化泵。

2. **举办知识讲座** 由儿科资深的过敏专家进行专题讲座，用过敏防治知识幻灯片、录像，发放防治知识资料等简明、通俗的方式给过敏患儿及其家长传授过敏的防治知识与技能，提高用药规范性及依从性。

3. **提供交流平台** 开通儿童过敏性疾病的家长课堂，网络课堂及微博互动。提供专科医师与患儿家长之间的相互交流，而且在平等融洽的氛围里，家长有更多机会向医务工作者倾诉疾病的痛苦，与医师共同参与疾病管理与个人用药计划的制订。

4. **开设儿童过敏性疾病门诊** 根据患者需求可分设为食物过敏门诊，特异性皮炎门诊，哮喘门诊，同时开通热线咨询电话。

5. **采取形式多样的社会活动** 如儿童过敏性疾病夏（冬）令营等丰富多彩的社会活动。

三、儿童过敏性疾病专科医护人员的宣教

培训儿童专科医师是做好过敏性疾病宣传和教育的关键。指导患儿如何治疗及处理严重并发症，都必须依靠有较丰富过敏性疾病知识的医务人员来进行。各医疗单位应重视医务人员人才梯队的培养及资金投入。通过专业进修、过敏相关学习班、会议，提高对过敏性疾病的诊治水平。

能够早期识别过敏患儿，正确解读过敏检测结果，做出相应诊断，指导患儿如何进行饮食及避免接触变应原，如何配合治疗及正确处理并发症，都必须依靠有较丰富的儿童过敏性疾病知识的医务人员来进行。同时各级医疗单位都要培养懂得儿童过敏性疾病基本理论并能

为过敏性疾病患儿进行合理治疗和解决某些疑难问题的专科医师，只有这样才能做好过敏性疾病患儿的教育，并对儿童过敏性疾病做到早诊断、早治疗。儿童过敏性疾病专科护士可以具体指导患儿如何自我监护，正确记录日记，正确服用药物及脱敏治疗等。

（王　一）

附录

儿童过敏诊治相关指南与共识